WALTER NIEDERMAYR

RAUMFOLGEN

1991-2001 EIKON Sonderdruck #7

Brotfabrik Galerie, Berlin 5. Oktober – 18. November 2001

Editorial

Seit Jahren arbeitet Walter Niedermayr neben seinen Projekten im alpinen Raum auch an anderen Themen, die sich im weitesten Sinn mit Architektur befassen, seit 1991 mit internen Strukturen von Krankenhäusern.

"Raumfolgen" betitelt Walter Niedermayr lapidar Ausstellung und Katalog, welche die Serie zum ersten Mal vorstellen. Die einzelnen Arbeiten sind nur durchnummeriert – eine konkrete Ortsbezeichnung bewusst vermeidend. Gemäß seiner Arbeitsweise, die durch Kombination von mehreren Blickpunkten in mehrteiligen, ineinander verflochtenen Bildtableaux seinen empfundenen Raumeindruck wiedergibt, hat er für die vorliegende Publikation eine Bilderchoreographie von Raumeindrücken entwickelt, die ein eindringliches Gefüge in Krankenhäusern zeigt. Den Bogen durch Bilder von der Patientenaufnahme über zahlreiche Gänge, Wartesäle und diverse Ausgänge, vom Kreißsaal bis zum Leichenschauraum spannend, schuf er eine zeitgenössische Allegorie auf Lebensstationen und damit Befindlichkeiten des Menschen.

Seit Jahren begleiten der Herausgeber und die Zeitschrift EIKON das Werk von Walter Niedermayr. Bereits 1995 wurde er mit seinen alpinen Landschaften in der Zeitschrift (Heft 16/17) und 1996 in dem ersten Sonderdruck von EIKON sowie mit einer ersten Kunstedition vorgestellt. Dass nun in Zusammenarbeit mit der Brotfabrik Galerie, Berlin, eine weitere Sonderpublikation möglich wurde, freut uns sehr.

Danken möchten wir Walter Niedermayr und Cristina Busin, die mit ihrem unermüdlichen Einsatz uns zur Seite stand. Ohne das Interesse und die finanzielle Unterstützung des Hauptstadtkulturfonds Berlin wäre die Publikation und die Ausstellung nicht zustande gekommen. Wir danken des weiteren Martin Prinzhorn für seinen Essay und Martin Voß und András Siebold für die organisatorische Hilfe. Gedankt sei der Leitung der Charité, Berlin, für das verständnisvolle Entgegenkommen und den beiden Teams in der Brotfabrik Galerie in Berlin und in der EIKON-Redaktion in Wien für ihr Engagement. Letztendlich danken wir der Galerie Nordenhake, Berlin, und der Galerie Meyer Kainer, Wien, für ihre Unterstützung.

In addition to his projects in the alpine space Walter Niedermayr has for years also worked on other themes, which in a broad sense one might say address architecture. Since 1991 he has focused on the internal structures of hospitals.

"Space Con/Sequences" is the laconic title Walter Niedermayr has given the exhibition and catalogue in which this series will be presented for the first time. The individual works have only been numbered – a concrete specification of location consciously avoided. In accordance with his work approach, which combines a number of viewpoints into several-part, interwoven tableaux to mirror his perception of space, he has developed for this publication a choreography of images of spatial impressions that reveal an emphatic and moving picture of the fabric of hospitals. Through images spanning the gamut from patient check-in, through countless corridors, waiting rooms, and various exits, from the delivery room to the morgue, Niedermayr has created a contemporary allegory of the stages of life and in turn of the human condition.

For years the publisher and the journal EIKON have followed Walter Niedermayr's work. As early as 1995 Niedermayr was featured with his alpine landscapes in EIKON (issue 16/17), and in 1996 he was the subject of EIKON's first Sonderdruck series issue and had his photographs presented for the first time in the artwork series. And now through cooperation with the Brotfabrik Galerie in Berlin we are very happy to present yet another special series issue.

We'd like to thank Walter Niedermayr and Cristina Busin, who supported us with their tireless energy. Without the interest and financial support of the Hauptstadtkulturfonds Berlin this publication and the exhibition would not have been possible. We also thank Martin Prinzhorn for his essay and Martin Voß and András Siebold for their organizational help. We are also very grateful to the management of the Charité in Berlin for their understanding and willingness to cooperate with us and to the teams at both the Brotfabrik Galerie in Berlin and the EIKON editorial department in Vienna for their collaboration. Finally, we'd also like to thank Galerie Nordenhake, Berlin, and Galerie Meyer Kainer, Vienna, for their support.

MAG. CARL AIGNER, Mitherausgeber EIKON, Wien

DR. ANDREA DOMESLE, Mitherausgeberin EIKON, Wien
Künstlerische Leiterin Brotfabrik Galerie, Berlin

Vom Gefüge der Räume

Ein Interview mit Walter Niedermayr von Andrea Domesle

ANDREA DOMESLE: Walter, Du bist bekannt geworden mit den Aufnahmen von alpinen Landschaften. Du hast nicht nur in Deiner unmittelbaren Umgebung in Bozen, sondern weltweit photographiert. Was hat Dich an den einzelnen unterschiedlichen Orten interessiert?

WALTER NIEDERMAYR: Die Orte haben gewisse Ähnlichkeiten. Bei den Projekten in alpinen Landschaften handelt es sich um ein work in progess. Da ist letztlich fast alles ähnlich, was die Gleichförmigkeit und die Strukturierung durch Freizeitanlagen und touristische Infrastrukturen betrifft. Der alpine Raum ist eine Topographie, wo sich Gesellschaft exemplarisch in den verschiedensten Spielformen unserer Konsumwelt manifestiert. Zudem sprechen die Orte unserer Sehnsüchte und Projektionen am eindringlichsten über unser Leben, unser Handeln in dieser Welt und deren Befindlichkeit.

D: Du arbeitest in Serien, photographierst über mehrere Jahre. Was bedeutet für Dich das serielle Prinzip?

N: Den Eindruck der Momentaufnahme, den wollte ich irgendwann einfach brechen. Die Notwendigkeit, in mehrteiligen Bildgruppen zu arbeiten, entstand aus der Absicht, mit der Wiederholung, Verschiebung der Perspektiven und Verwendung verschiedener Blickwinkel den Kult des Einzelbildes und Blickes zu hinterfragen und damit den Gemeinplatz von der Photographie als Momentaufnahme außer Kraft zu setzen. Irgendwie war auch die Intention da, den Blick sozusagen aus der Starre zu lösen.

D: Du hast erzählt, dass Dir die Auswahl zu diesem Katalog sehr schwer fiel. Wie umfangreich ist Deine gesamte Krankenhausserie?

N: Für den Katalog habe ich etwa 15 bis 20 Prozent davon ausgewählt.

D: Wirst Du weiter Krankenhäuser photographieren?

N: Ja, das ist ein Projekt, das mich noch interessiert. Wenn möglich, würde ich gerne in der nächsten Zeit daran weiterarbeiten. Aber nicht nur Krankenhäuser, es könnten auch andere Räume sein, in denen es zu einer Art von Entindividualisierung der Personen und Nivellierung der Raumästhetik kommt.

D: Gab es für Dich eine persönliche Todesberührung, wodurch eine Affinität zu den Krankenhäusern bestanden hat?

N: Ich hatte damals einfach das Glück, dieses Krankenhausprojekt für die öffentliche Verwaltung durchzuführen. Das war ein Auslöser für mich. Es kam mir aber erst allmählich zu Bewusstsein, dass das eine Auseinandersetzung mit dem Tod, mit Krankheit und Sterben bedeutete, und es zwangsläufig auch zu einem Aufrollen meiner Kindheitserfahrungen kommen musste.

D: Wie gehst Du bei Deiner Arbeit im Krankenhaus vor?

N: Man kann dort nur mit Genehmigungen photographieren, bisweilen ist auch eine gewisse Überzeugungsarbeit erforderlich, bei der ich bereits realisiertes Bildmaterial zeige. Wenn Bilder mit Menschen entstehen, bitte ich sie immer um ihr Einverständnis, photographiert zu werden, obwohl sie in den Bildern nie erkennbar sind. Es geht mir um eine bestimmte Distanz in einer Situation, die ja eigentlich unangenehm erscheint für jeden, der sich darin befindet. Ich habe kein Interesse, irgendjemandem zu nahe zu treten. Das würde der Sache nicht dienen.

D: Eine Gemeinsamkeit zwischen Deinen Gebirgsbildern und den Krankenhausaufnahmen ist, dass Du mit Unterbelichtung einen hellen Fond erzeugst, der die Flächigkeit betont. So werden die kulturell geprägten Wegesysteme, ablesbar an der Beschilderung und am Lineament, das die durch die Räume ziehenden Menschen bilden, hervorgehoben.

N: Ja, es gibt noch andere Ähnlichkeiten mit Landschaften. Es sind irgendwie alles Reservate, d. h. begrenzte Orte, die für gewisse Geschehnisse bestimmt sind.

D: Deine photographische Vorgehensweise würde ich als dekonstruktivistisch bezeichnen: Eine Arbeit besteht bei Dir nicht aus einem Photo, sondern mindestens aus Diptychen, gar aus Polyptychen, die horizontal als auch vertikal aus mehrteiligen Aufnahmen zusammengesetzt sind. Die Verschiebung des Blickpunktes bricht den zentralperspektivischen Einheitsraum der Photographie auf und komponiert durch Addition von unterschiedlichen Standpunkten einen neuen Raum, der mehrschichtiger ist. Gemäß dem Prinzip des "offenen Kunstwerks" wird durch die Brüche im Raum- und Zeitkontinuum geistige Tätigkeit angeregt, wodurch Raum größtenteils im Kopf entsteht.

N: Würde ich auch so sehen; man könnte auch sagen: es entstehen Bildräume oder Erinnerungsräume.

D: Du versuchst Dich als Photograph persönlich zurückzunehmen; trotzdem ist Deine photographische Vorgehensweise Interpretation, sie gibt Deine Empfindungen vor Ort wieder, was sehr deutlich bei der Krankenhausserie zutage tritt.

N: Letztlich ist jeder Ausdruck über ein Medium Interpretation. Das zeigt sich am deutlichsten im Umgang mit dem Bildraum. Durch diese Helligkeit findet auch eine gewisse Neutralisierung des Ganzen statt: von der Dreidimensionalität auf die Zweidimensionalität. Durch die Betonung der Flächigkeit findet eine Reduktion auf den Rauminhalt statt. Dieser wird so zu einem wichtigen Bildelement in Zusammenhang mit Raumbewusstsein und im

Umgang mit Raum generell.

D: Was sind die wichtigen Bildelemente für Dich?

N: Das sind die banalsten Dinge. Gegenstände, die den Raum ausstatten und solche, die vom Menschen hinzugefügt werden. Sie treten durch die teilweise Aufhebung der Raumtiefe erst richtig in den Vordergrund und bekommen eine Gleichwertigkeit im Raumkontext. Das macht diese Ambivalenz aus: nicht zu sagen, etwas sei gut oder schlecht, sondern einfach zu konstatieren.

D: Du wirst wegen der alpinen Serie oft auf Kritik am Massentourismus angesprochen. Hier könnte man Kritik an Krankenhäusern vermuten. Du siehst Dich weniger als Kritiker, sondern eher als jemand, der konstatiert?

N: Ja, aber ich glaube, unterschwellige Kritik ist immer vorhanden. Es geht mir generell um Räume, die aus verschiedensten Gründen aus dem Bewusstsein verdrängt, täglich aber von vielen Menschen flüchtig durchquert werden und in ihrer uniformierten Ästhetik unbewusst auf uns einwirken.

D: Bei Deiner Arbeitsweise bei den Diptychen ist mir die photographische Vorgehensweise der Drehung um einen Standpunkt, wobei man dann die Kamera in unterschiedlichen Richtungen auslöst, aufgefallen. Dasselbe gilt für den Wechsel des Standpunktes. Dann gibt es die Möglichkeit der Betrachtung aus unterschiedlichen Blickpunkten, sodass sich in der Wiedergabe des realen Raumes Überschneidungen ergeben, zudem das Aufnehmen eines Raumes aus entgegengesetzter Richtung. Gibt es noch weitere Standpunkte, die Du in der Krankenhausserie eingenommen hast?

N: Die Arbeitsstrategien sind ähnlich wie im alpinen Raum. Allerdings muss man sagen, dass in geschlossenen Räumen andere Bedingungen herrschen. Man hat keine Vertikale, man hat nur die Horizontale. Die Blickwinkel sind ähnlich.

Ein Raum wird von einer Stelle und von der dieser gegenüber liegenden photographiert. Mag sein, dass das eine banale Vorstellung von mir ist, dadurch den Raum besser begreifen zu können. Und dann gibt es manchmal noch schräge Raumperspektiven: die sind dann zusammengesetzt, überschneidend oder gestaucht.

D: Deine Standpunkte zum Photographieren sind so gewählt, dass sie die Art und Weise wiedergeben, wie man sich an jenem bestimmten Ort bewegt. Ein Standpunkt weiter oben oder unten – wie zum Beispiel bei Aufnahmen im Gebirge, wo man hinauf- oder hinuntergehen kann – fällt in den Innenräumen weg. Würdest Du einen künstlichen Standpunkt einnehmen?

N: Nein, die Bilder sind aus meiner Blickhöhe gemacht.

D: Auch aus der normalen Bewegung heraus?

N: Ja, aber diese Gegenperspektiven haben für mich eine Verdichtung von Raum, des gesamten Raumerlebnisses, in sich. Dazu kommt teilweise die Zeitverschiebung, bei der Personen oder Geräte von einem Bild ins andere "wandern".

D: Deine Photographien lenken den Blick auf Details, sie lassen einen in den Bildern spazieren gehen. Man verliert sich aber auch und versucht, die Räume zu rekonstruieren, woran man immer wieder scheitert und auf dem hellen Grundton der Bilder in die Leere abgleitet.

N: Diese Helligkeit trägt auch eine Art Freigabe für die Imagination in sich.

D: Wie bei einem starken Schneegestöber möchte man einzelne Punkte mit den Augen scharf stellen, erfassen – um sich zu orientieren – und kann die Raumsituation doch nicht völlig klären. Zwei Dinge passieren dabei: man versucht, sich anhand der Photos an den Oberflächen festzuhalten und gleichzeitig wird man auf sich selbst zurückgeworfen.

N: Das Raumvolumen wird durch die Helligkeit reduziert und ist nicht mehr so konkret vorhanden. Der Rauminhalt und die Oberflächen werden jedoch interessanter und treten stärker in den Vordergrund. Ganz banale Gegenstände sind plötzlich im Zentrum der Aufmerksamkeit.

D: Nebensächliches wie ein Papierkorb oder Blumenkübel fällt auf, verbindet sich mit anderem. Man stellt Form- und Farbäquivalenzen her, die eine eigene "Geschichte" bilden.

N: Diese eigenartigen Konstellationen von Gegenständen sind schon erstaunlich. Sie erscheinen mir nirgends so skurril wie im Krankenhaus, weil sie eben aus einer nicht angenommenen Raumsituation heraus entstehen. Das sind Bewusstseinsverdrängungen, die dort wirken. Mit seiner eigenen Wohnung geht man ganz anders um, nimmt sie ganz anders wahr. Räume in Krankenhäusern erscheinen von vornherein immer als etwas Distanziertes. Die Raumausstattung und die Gegenstände, die sich darin befinden, wirken immer so beiläufig placiert. Wahrscheinlich hat sich das so entwickelt, weil alles als ein möglichst rascher Durchlauf konzipiert ist und von daher einer Übermacht des Zweckrationalen und Distanzierten unterliegt. Es gibt wahrscheinlich niemanden, der den Raum dort bewusst wahrnimmt, als das, was er wirklich ist.

D: Wie kam es zum Titel "Raumfolgen" für die Ausstellung und den Katalog?

N: Dieser Titel hat für mich eine Mehrdeutigkeit in sich. Raumfolgen ist einerseits im wörtlichen Sinn zu verstehen, damit ist ein Raum nach dem anderen oder sind ineinander übergehende Räume gemeint, andererseits gibt es die

Raumfolgen im übertragenen Sinn, d.h. Einflüsse, die sich auf den Menschen auswirken.

D: Wie konstituiert sich Raum für Dich – dies erscheint mir als Dein zentrales künstlerisches Anliegen?

N: **Ausgehend von einem gelebten Raum kann man annehmen, dass dieser durch existentielle Beziehungen entsteht. Raum kann nur entstehen, wenn Geschehen ist, d.h., wenn Menschen den Raum beleben und erleben.**

D: Prägt der Raum für Dich den Menschen oder dieser den Raum?

N: **Ich denke, das ist gleichwertig.**

D: Gibt es im Krankenhaus Räume, die Dich stärker interessiert haben?

N: **Nein, die Räume interessieren mich eigentlich alle dort. Es gibt sicher Räume, die eindringlicher sind als andere, wie Operationsräume oder die Pathologie. Dagegen hat mich beeindruckt, dass eigentlich der Schlaf der intimste räumliche Bereich im Krankenzimmer ist, weil man sonst immer von Personen oder von irgendwelchen Einblickfunktionen umgeben ist.**

D: Was hat Dich an der Krankenhausarchitektur interessiert?

N: **Es gibt so eine Übermacht des Zweckrationalen, das Räumliche ist einfach von Gefühlswelten gesäubert. Auch haben mich die Farben beschäftigt, dieses Krankenhausgrün oder -blau, das alles durchzieht; das gilt auch für das Weiß – sogar die Blumenständer sind irgendwann weiß. Das sind Uniformierungen, Nivellierungen, die man immer wieder in allen Krankenhäusern findet.**

D: Deine Photographien zeigen eigentlich alle erdenklichen Krankenhausräume: es gibt Geburtszimmer, die Säuglingsstation, Lagerräume, Sterbezimmer, Hinweise zur Ankunft wie zum Ausgang. Deine hier im Buch wiedergegebene Serie "Raumfolgen" ist jedoch nicht identisch mit einem real erfahrbaren Durchlaufen eines Patienten in irgendeinem Krankenhaus zu vergleichen. Betont durch die Art und Weise der künstlerischen Umsetzung – die z.B. Personen im Gegenlicht erscheinen lässt oder Symmetrien hervorhebt und die Motive dadurch erhöht –, erscheint mir Deine Serie "Raumfolgen" wie eine zeitgenössische Allegorie auf das Leben, mit all seinen Stationen bis zum Tod, eine zeitgenössische Variante des kunstgeschichtlichen Topos der Lebensalter.

N: **Ja, man könnte das als fragmentarischen Lebenszyklus sehen.**

D: Was ist Dir bei Deinen Durchgängen durch die verschiedenen Stationen in den Krankenhäusern aufgefallen?

N: **Diese Verdinglichung des Menschen. Der Mensch fungiert mehr als Gegenstand für die dort Tätigen. Das meine ich jetzt nicht im negativen Sinne, die machen das schon sehr professionell. Aber der Mensch wird dort irgendwann zu einem Gegenstand, der einfach transportiert und verschoben wird von einem Raum in den anderen, durchleuchtet und was man mit ihm sonst noch so alles machen muss.**

D: Als Gemeinsamkeit zwischen den Bergbildern und den Krankenhausbildern fällt mir auf, dass der Mensch nicht als Individuum dargestellt ist. In den Bergbildern bilden die Schifahrer oder Wanderer eine Art Ornament, das sich durch vorgegebene Wege in die Landschaft einschreibt; in den Krankenhäusern in ähnlicher Weise durch das Wegeleitsystem oder die Warteangebote. Zu den Möbeln wie auch zu den Personen nimmst Du Distanz ein. Was interessiert Dich dennoch an ihrer Anwesenheit?

N: **Ich möchte keinen Raum ohne einen minimalen Anteil von Geschehen photographieren. Raum ist Geschehen und hat mit Befindlichkeit zu tun. Deswegen war es mir sehr wichtig, dass ich irgendwo einen Menschen im Raum sehe oder Fragmente davon wahrnehme.**

D: Zeit ist auch ein wesentlicher Faktor Deiner Arbeitsweise, abzulesen oft dadurch, dass dieselben Gegenstände oder Personen auf den einzelnen Photos in unterschiedlichen Aufnahmewinkeln bzw. Stellungen vorkommen. Was bedeutet Dir der Faktor Zeit bei den Krankenhausbildern?

N: **Es gibt einige Bilder, bei denen man diese Zeitverschiebungen feststellen kann. Sie spielen aber in Innenräumen nicht die gleiche Rolle wie außen, weil die Distanzen und dadurch die Zeitabstände viel kleiner sind. Doch habe ich mit Wiederholungen von Personen, Geräten und Raumperspektiven gearbeitet, um eine Verdichtung des Raumes und eine De-Realisierung auszulösen.**

D: Beim Durchblättern dieser Publikation entsteht eine zusätzliche Zeitebene . . .

N: **Mein Arbeitsstil ist das Ergehen und damit Erarbeiten von Projekten; erst in der Bewegung und in der Fortbewegung im Raum erschließt sich mir eine mögliche Umsetzung. In einem Zitat habe ich einmal gelesen, dass sich durch die Bewegung eine Spatialisierung, eine Ausdehnung des Raumes ergibt. Diese Erfahrung kommt auch vom Umgang mit Landschaft; man muss sich in ihr bewegen und dann den richtigen Punkt für sich finden, aber nicht nur das, man erarbeitet sich gleichzeitig im Unbewussten Dinge, die sich dann wieder in einem anderen Bewegungskontext verwenden lassen.**

On the Fabric of Spaces

An Interview with Walter Niedermayr by Andrea Domesle

ANDREA DOMESLE: Walter, you made a name for yourself with your images of alpine landscapes. You have not only photographed your immediate surroundings in Bolzano but taken pictures all over the world as well. What was it that interested you about the different places?

WALTER NIEDERMAYR: There are certain similarities about these places. The projects in alpine landscapes are a work in progress. There, basically almost everything is similar as far as uniformity and structuring through resorts and tourist infrastructure goes. The alpine space is a topography where society manifests itself in an exemplary way in the most diverse variations of our consumer world. Moreover the places of our longings and projections tell the most emphatic tale of our lives, our actions in this world, and the state of the world.

D: You work in series, taking photographs for several years. What does the serial principle mean to you?

N: The notion of a moment frozen in time – at some point I just decided I wanted to break that. The necessity of doing so with multi-part groups of images arose out of the intention of employing repetition, shifts in perspective, and different camera angles to call into question the cult of the single frame and single view point and thus to annul the common notion of photography as a time-freezing medium. In a way my intention was also to release the gaze from this rigidity.

D: You mentioned that you had a hard time choosing the photographs for this catalogue. How extensive is your entire hospital series?

N: I suppose I selected 15 to 20 percent of it for this catalogue.

D: Will you continue to photograph hospitals?

N: Yes, I'm still quite interested in this project. I'm hoping to be able to continue working on it in the near future. But it doesn't have to be just hospitals, other spaces that tend to deindividualize people and level interior aesthetics would do also.

D: Was there a personal encounter with death that drew you to hospitals?

N: No, I just happened to be fortunate enough that the public authorities commissioned me to do this hospital project. That was one thing that got me started. But it only occurred to me gradually that this meant dealing with death, with illness and dying, and that I would be forced to confront my childhood experiences.

D: How do you go about your work in the hospital?

N: You can only take photographs with the right permits, sometimes a certain amount of persuasion is also required, in which case I show people pictures I've already taken. Whenever people appear in the photographs, I ask for their consent, even though you never recognize anybody in my pictures. I'm interested in a certain degree of distance in situations that are actually quite uncomfortable for everyone involved. I have absolutely no intention of getting too personal. That wouldn't accomplish anything.

D: A similarity between your mountain photographs and the hospital images consists in your use of underexposure to achieve a light background that accentuates flatness. In this way you emphasize the culturally established pathways indicated by the signage and the lineament defined by the people extending through the spaces.

N: Yes, and there are also other similarities to landscapes. Somehow they're all resorts or reservations, i.e. defined areas set aside for particular functions or activities.

D: I would describe your photographic method as deconstructivist: for you a work is not a single photograph but at least a diptych or even a polyptych composed of several photographs arranged both horizontally and vertically. The shift in point of view disrupts the spatial uniformity of the photograph around a central perspective, and through the addition of different points of view a new, more complex space is created. In keeping with the principle of the "open work" mental activity is stimulated through the disruptions in the spatial and temporal continuum, thus space is created to a large extent in one's head.

N: Yes, I agree. One could also say that image spaces or remembrance spaces are created.

D: As the photographer you try to stand back personally; despite this your photographic approach is that of interpretation, it mirrors your on-site perceptions and feelings. This was especially noticeable in your hospital series.

N: Ultimately every form of expression is interpretation regardless of the medium. This becomes most evident when dealing with image space.
The brightness also effects a sort of neutralization of the whole. From three-dimensionality to two-dimensionality. Through the emphasis of flatness there is a reduction of spatial content. This, in this way, becomes an important image element in the context of spatial consciousness and in dealing with space in general.

D: Which elements in your pictures do you find important?

N: The most mundane things. Objects such as furnishings and things brought into the space by people. In canceling out depth of field these objects are for the first time brought to the fore and given equal importance in the spatial context. That's what produces this ambivalence: not saying what's good or bad, but simply stating.

D: A frequently asked question is whether your alpine series is a critique of mass tourism. Here one might presume a critique of hospitals. But you see yourself not so much as a critic but as someone who simply states?

N: Yes, but I think there is always a degree of implicit critique. In general what I am concerned with are spaces that have for one reason or another been pushed out of our consciousness, spaces through which nevertheless every day so many people pass through briefly and whose uniform aesthetics influence us subconsciously.

D: About your work approach, it didn't escape my attention that in the diptychs you used the photographic technique of rotating the camera around a pivotal point, shooting in different directions. Same thing went for changes of standpoint. Another technique was viewing a motif from different standpoints, so that in the rendering of real space there were overlaps, and you also shot the same room from opposite sides. Did you employ other camera angles in your hospital series?

N: The strategies I used here were similar to the ones I used in the alpine space. But one must consider that the conditions in closed spaces are different. One isn't concerned with verticals, just the horizontals. The shooting angle is similar. You photograph a space from one point and then from the other side of the room. Maybe it's just my simplistic view of things, but I believe this gives you a better grasp of the space. And then sometimes you've got diagonal perspectives: I fit them together, overlapping or compressing them.

D: You chose the standpoints for your photographs with an eye to best conveying the way people move in a given place. In interior spaces you can't shoot from above or below like with the mountain photographs where you could climb up or down. Would you consider taking an artificial standpoint?

N: No, all these photographs were taken from my eye level.

D: And with the normal flow of motion, too?

N: Yes, but for me these opposing standpoints entail a compression of space, of the entire spatial experience. In addition there is also the partial time shift in which the people or equipment "wander" from one frame to the other.

D: Your photographs lead the eye to details, you let the viewer meander through your pictures. One gets lost sometimes though, too, and tries to reconstruct the rooms. But it's no use because, drawn in by the brightness of the image, one always slips back into the void.

N: This brightness also conveys a sort of freedom for the imagination.

D: Like in a fierce snowstorm one tries to focus on individual points, to hold onto them – orient oneself on them – but one can't quite figure out the spatial situation. And here two things occur: one tries with the help of the photos to cling to the surfaces and at the same time one is forced to rely on oneself.

N: The brightness reduces the spatial volume and renders it less concrete. At the same time it also makes the spatial content and the surfaces more interesting, shifting them to the foreground. Suddenly the most trivial objects are at the center of attention.

D: Objects of secondary importance like a wastebasket or a plastic bucket used as a flower pot catch our eye, connect with something else. One notices equivalents of form and color that create a "story" of their own.

N: These unusual constellations of objects are truly amazing. There's no other place where they appear so bizarre to me than in a hospital because they originate in a spatial situation where you wouldn't expect them to be. What we've got here are repressions. One approaches one's own apartment in a completely different way, perceives it in a completely different way. Spaces in hospitals always seem more distant in the first place. The architecture as well as the objects therein always seem so haphazard. It's probably just the way things developed because everything is conceived to move along at a rapid pace, and so everything succumbs to the dominant tenor of strict purpose and efficiency and distance. I doubt there's anyone who consciously perceives this space as what it actually is.

D: How did you come up with the title "Space Con/Sequences" for the exhibition and the catalogue?

N: Well, of course it's ambiguous. On the one hand you have the sense of one space after another, or spaces merging into other spaces, on the other hand it also implies the influence that these spaces have on people.

D: How does space arise in your eyes – this seems to me to be your main artistic concern?

N: Assuming a real, experienced space, one concludes that this space originates through existential relationships. Space can only arise if there is activity, i.e. if people bring life to the space and experience it.

D: Do you think a space shapes the person or the person the space?

N: I think they balance out.

D: In the hospital series there are some photos where no people are visible.

N: Perhaps, but there are always certain fragments in the picture that lead us to believe people are there. That's why there is a sense of activity.

D: Are there certain hospital spaces that interest you more than others?

N: No, actually I find them all interesting. Certainly some spaces are more striking than others, like OP or pathology. On the other hand, what really impressed me was that sleep is the most intimate space in the hospital room. Otherwise one is always surrounded by people or examinations of one kind or another.

D: What do you find so interesting about hospital architecture as far as the interiors go, or about the interior spaces themselves?

N: Strict purpose and efficiency are so dominant, the spatial is simply purged of all emotions. Colors were a major focus too, the omnipresent hospital green or blue, the same goes for white, too – even the plant holders are white at one point or another. These are all uniformities, levelings, that one always finds in every hospital.

D: Your photographs show every imaginable hospital space: there are delivery rooms, neonatal units, storage rooms, rooms for the dying, an indication of both arrival and departure. Your series in this book "Space Con/Sequences," however, can't be compared with a real journey a patient might experience in a given hospital. Instead, accentuated by the artistic rendering of the subject – e.g. using back light for photographing people or emphasizing symmetries, thus increasing motifs – I interpret your series "Space Con/Sequences" as a contemporary allegory of life, with all its stages leading to death, a contemporary variation of the art historian topos of the stages of life or the wheel of life.

N: Yes, one can see it as a fragmentary life cycle.

D: Was there anything in particular that struck you on your rounds through the wards of the different hospitals?

N: The tendency to view people as objects. People become more like things to those who work there. Now I don't mean this in a negative sense, the staff does a professional job. But sooner or later people become objects that are simply carted or pushed from one room to the other, x-rayed, and subjected to whatever else has to be done with them.

D: As a commonality between the mountain and the hospital photographs I notice that the person isn't shown as an individual. In the mountain photographs skiers or hikers become a sort of ornament that inscribes itself in the landscape along set paths; in the hospitals in much the same way, in accordance with the pathways or waiting areas. You distance yourself from the furniture as well as from the people. What is it that nevertheless seems to interest you about their presence?

N: I don't want to photograph space without a minimum element of activity in it. Space is activity and has to do with one's state or condition. That's why it was very important to me that I could see a person in the space or perceive fragments.

D: Time is also a key factor in your approach, this can often be seen in that in the individual photos the same objects or people appear from different angles or in different positions. What does the element of time mean to you in your hospital photographs?

N: There are several photos in which one can discern this shift in time. But this does not play the same role in interior spaces as it does outdoors because the distances and thus the time spans are much shorter. I did, however, work with repetitions of people, equipment, and spatial perspectives in order to achieve a compression of space and trigger a derealization.

D: Flipping through this publication one becomes aware of still another time plane ...

N: My style of working consists of roaming and in doing so I work out my projects; it is through motion and locomotion through a space that possible ways of realizing my ideas occur to me. Someone once wrote that spatialization, an expansion of space, occurs through movement. I also experienced this while working with landscape, one has to move around in it and then find the right point for oneself, but not only that, at the same time one picks things up subconsciously that can be used at a later date in a different situation.

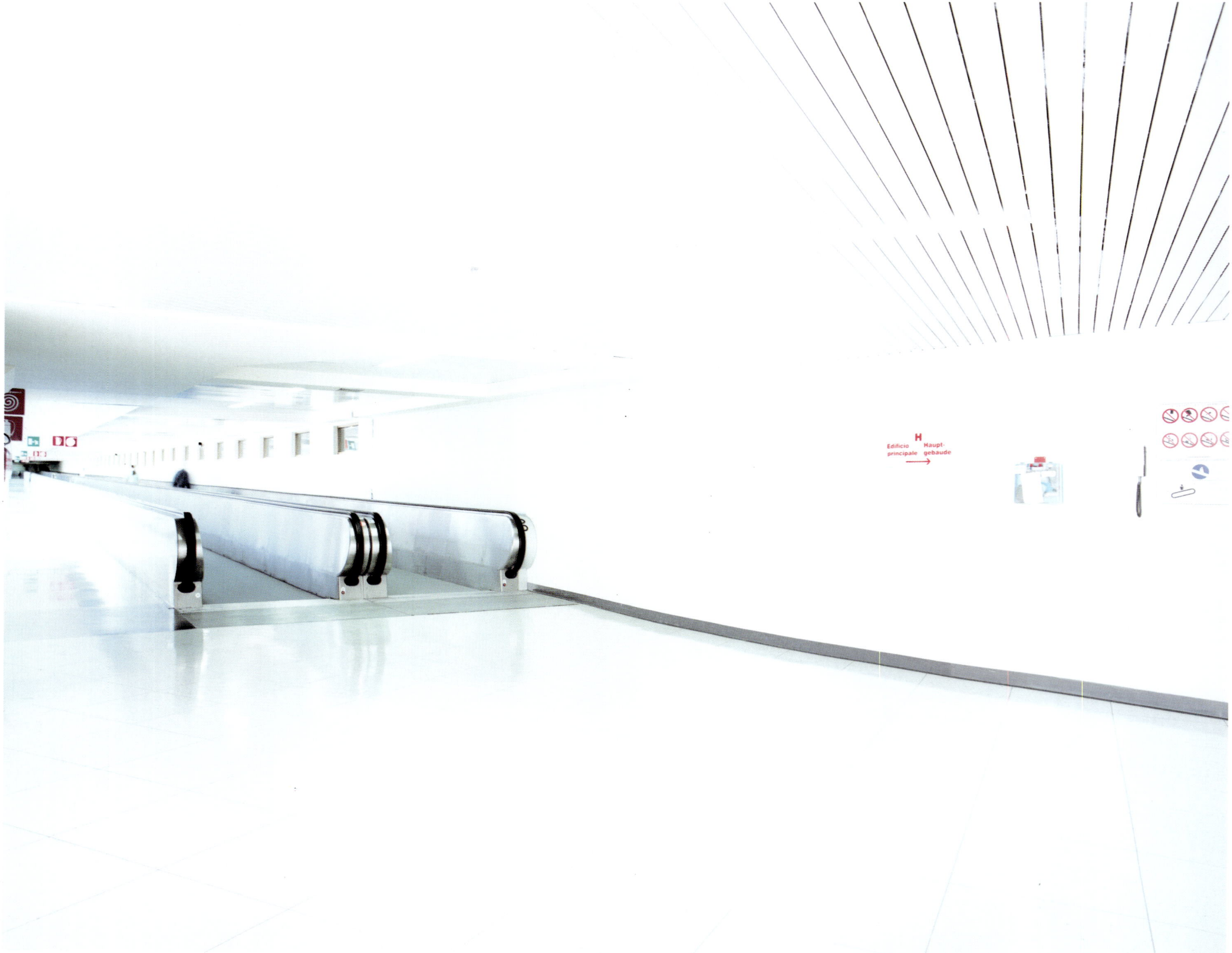
H
Edificio principale
Haupt-gebaude

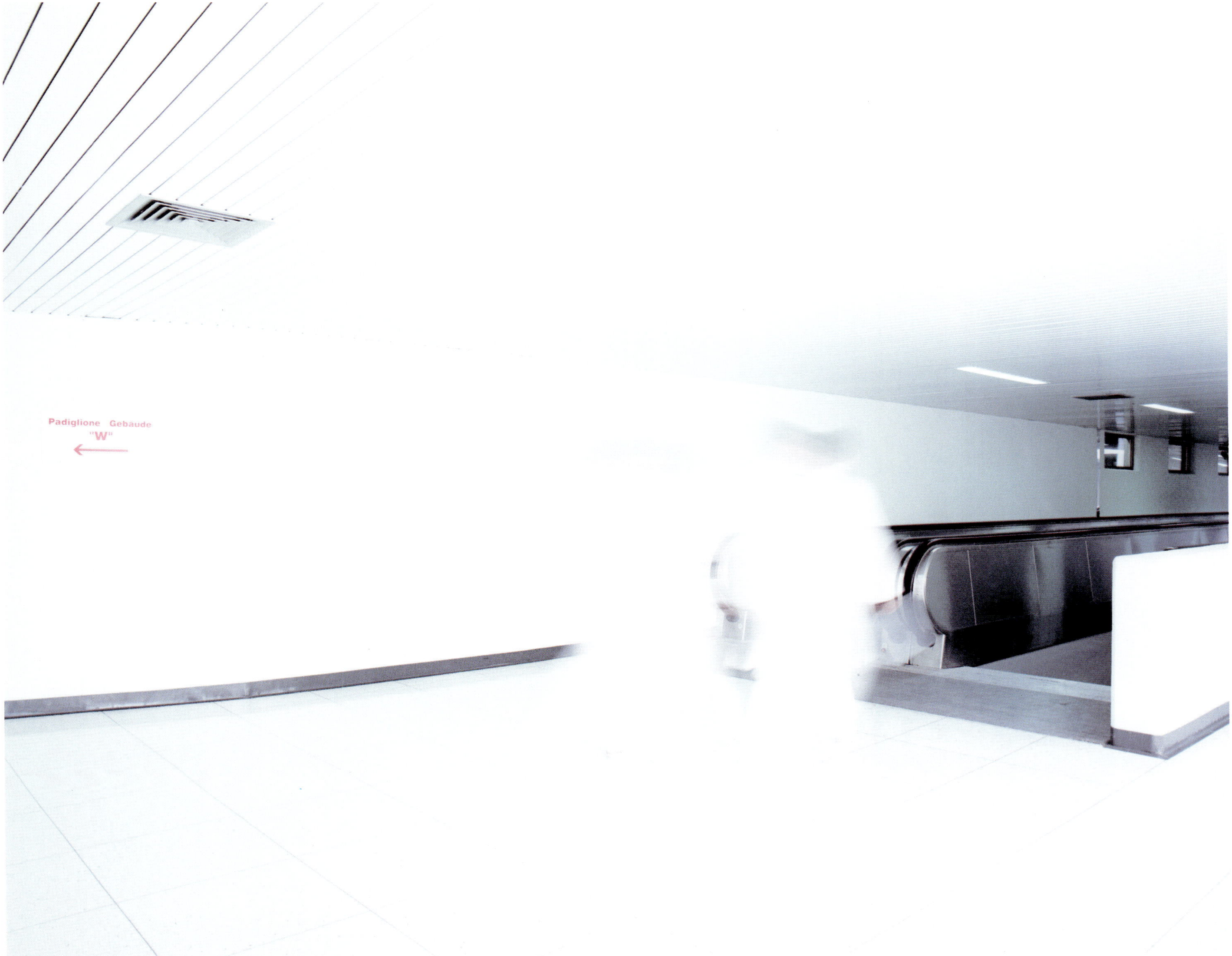
Padiglione Gebaude
"W"

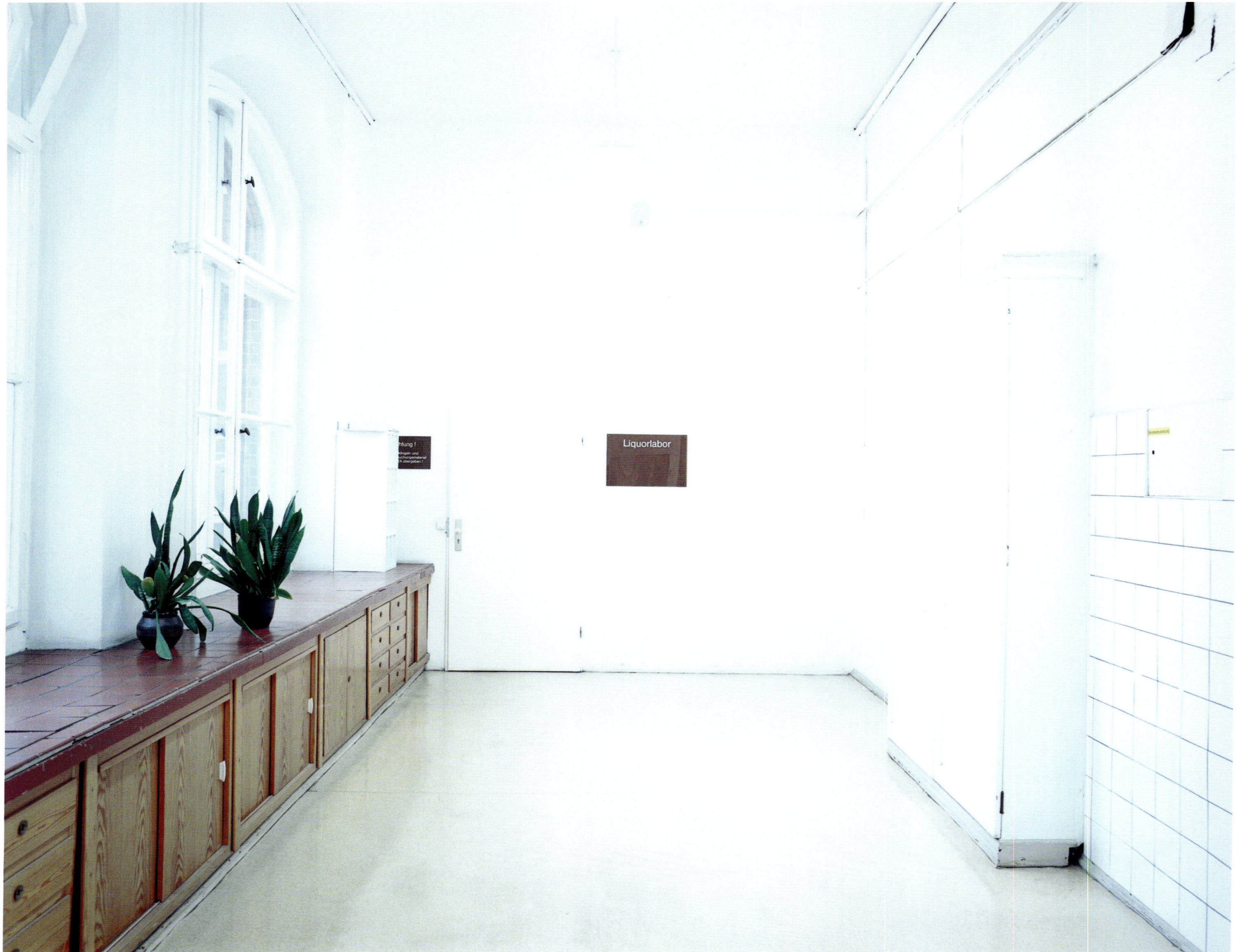
Liquorlabor

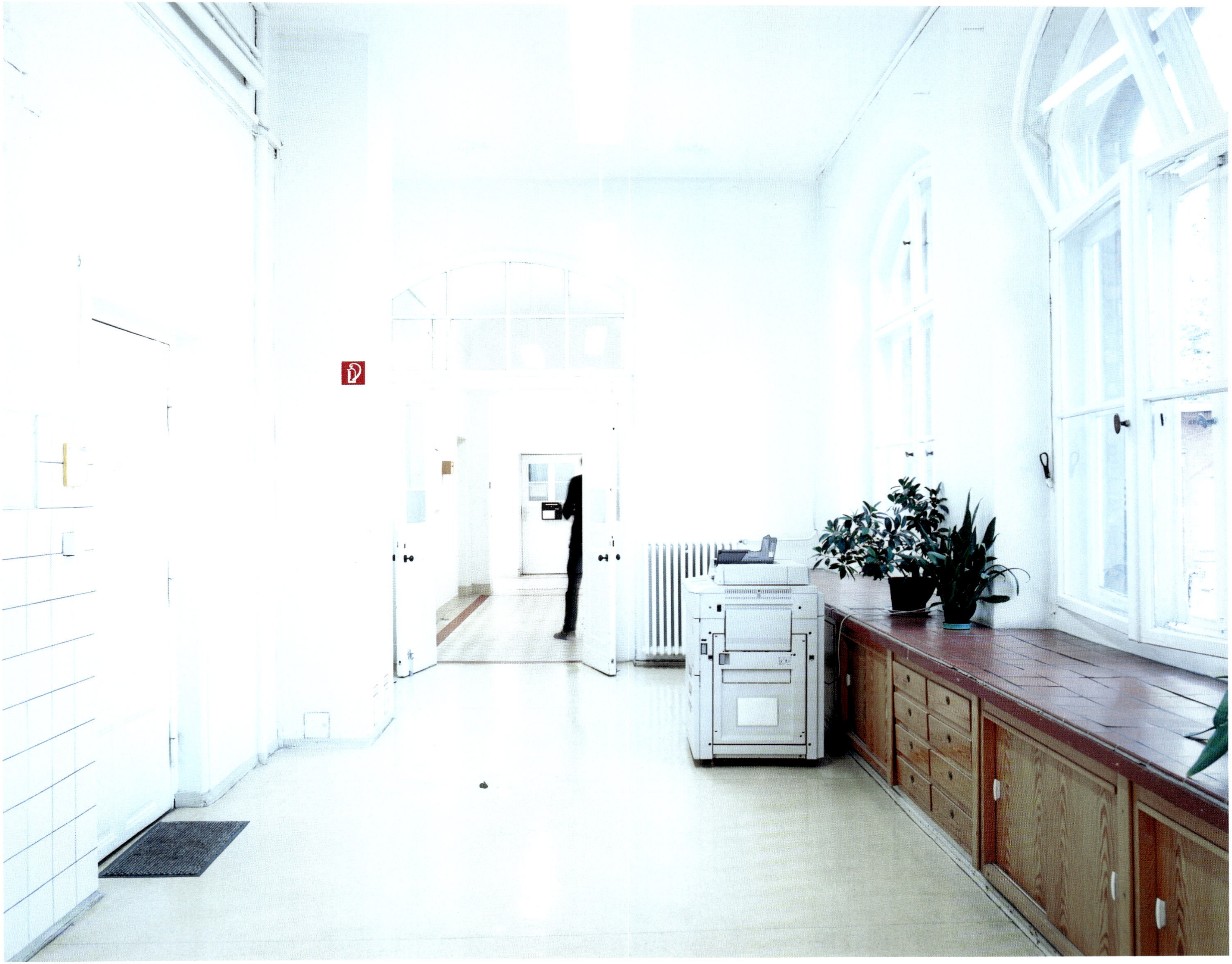

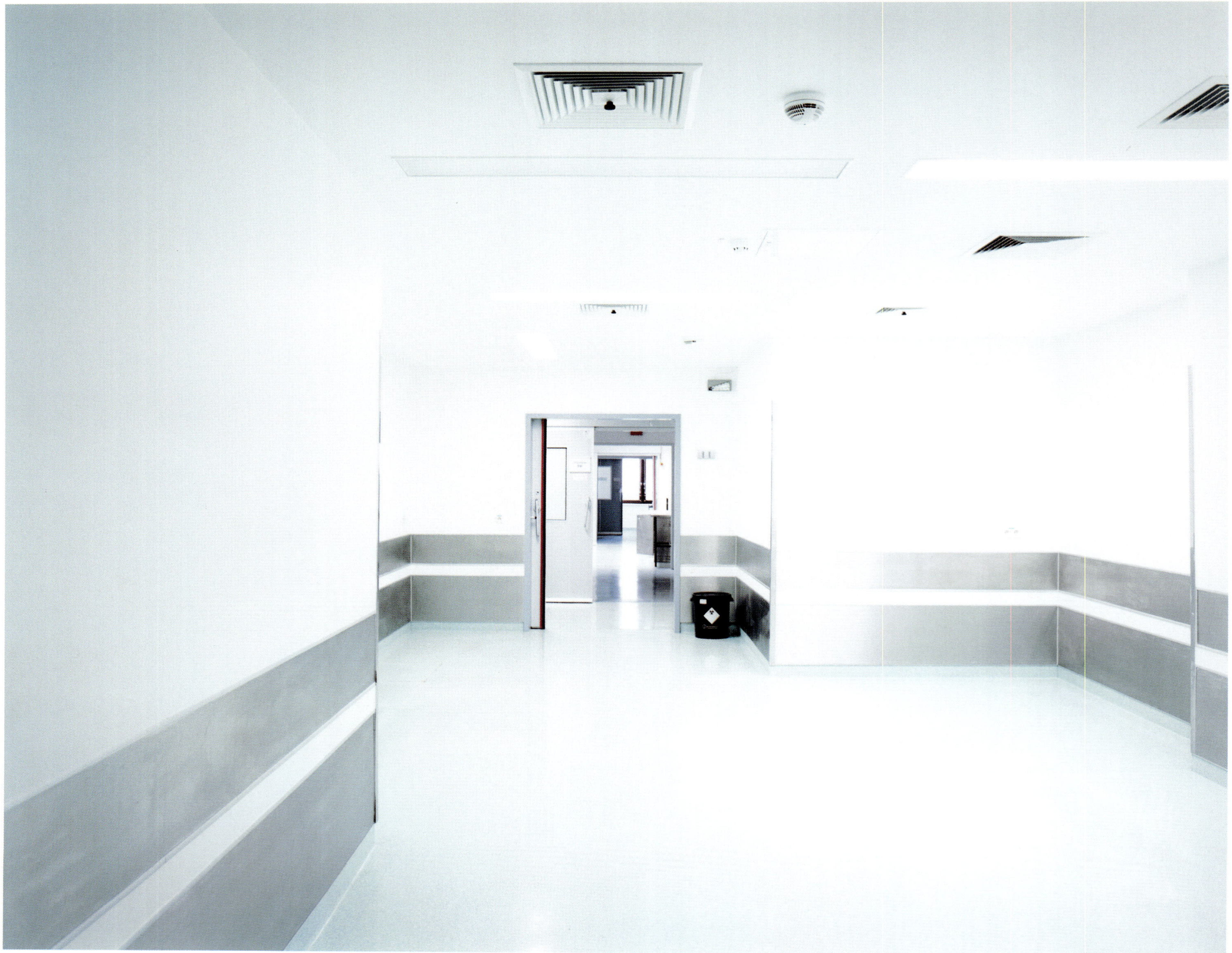

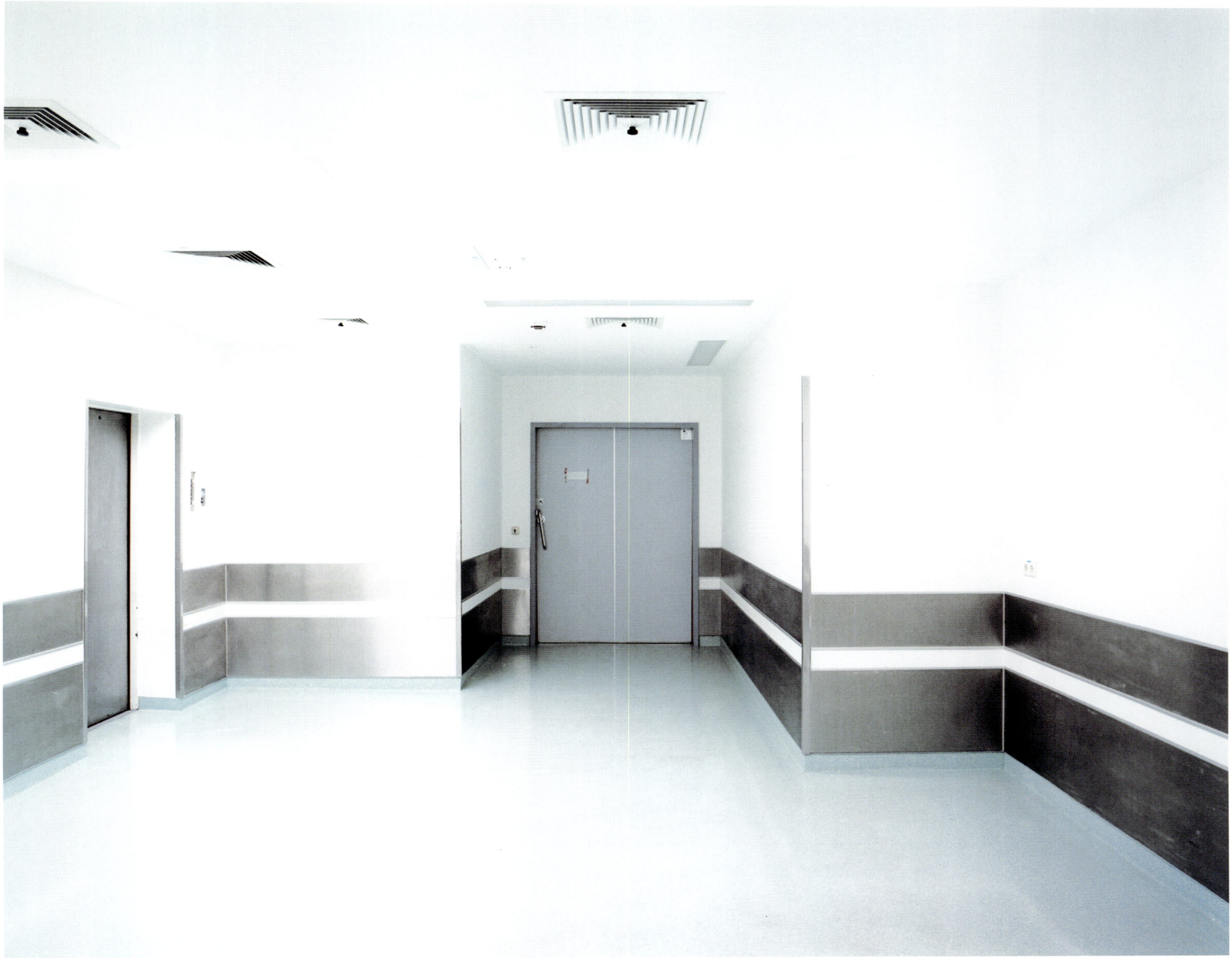

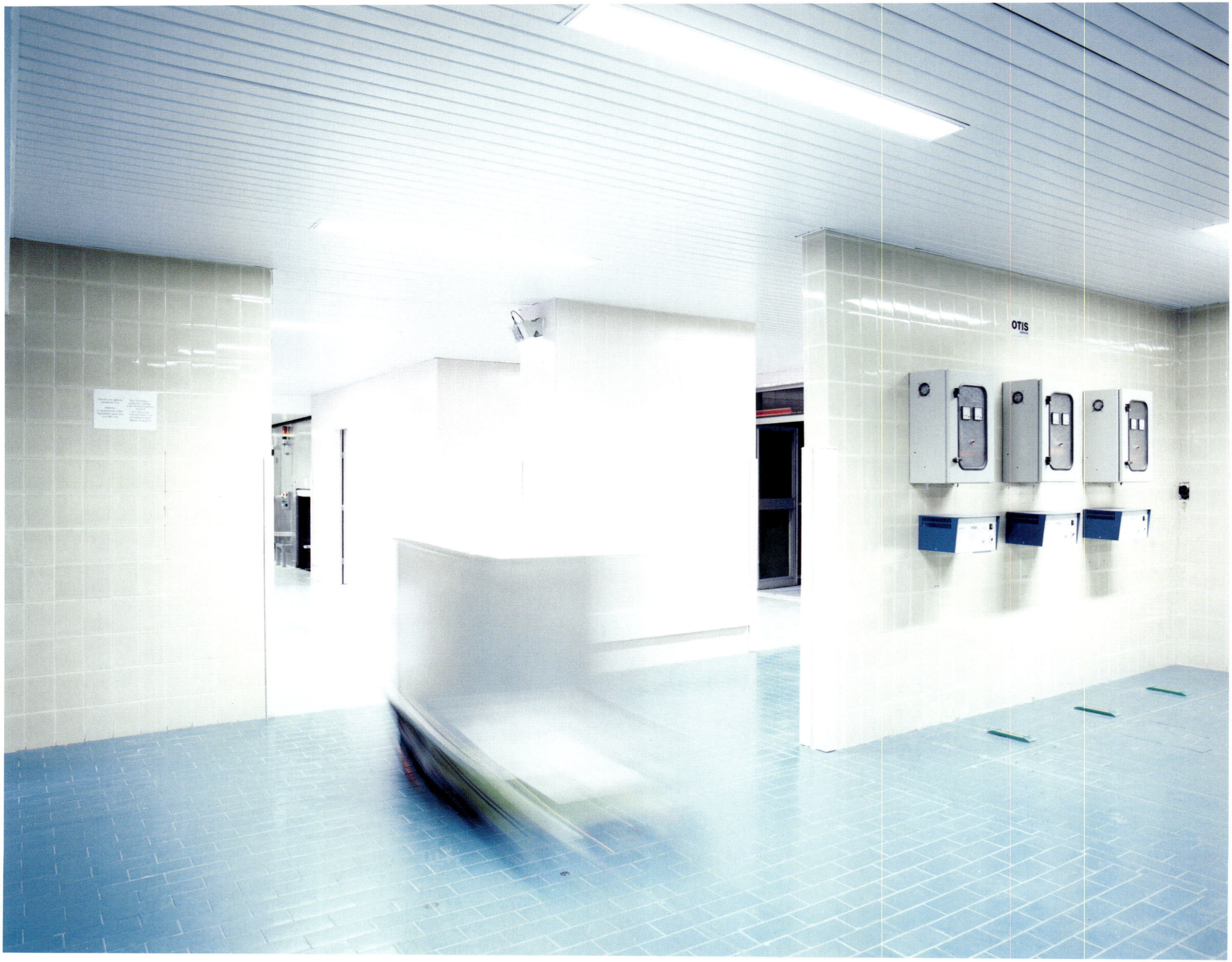
OTIS

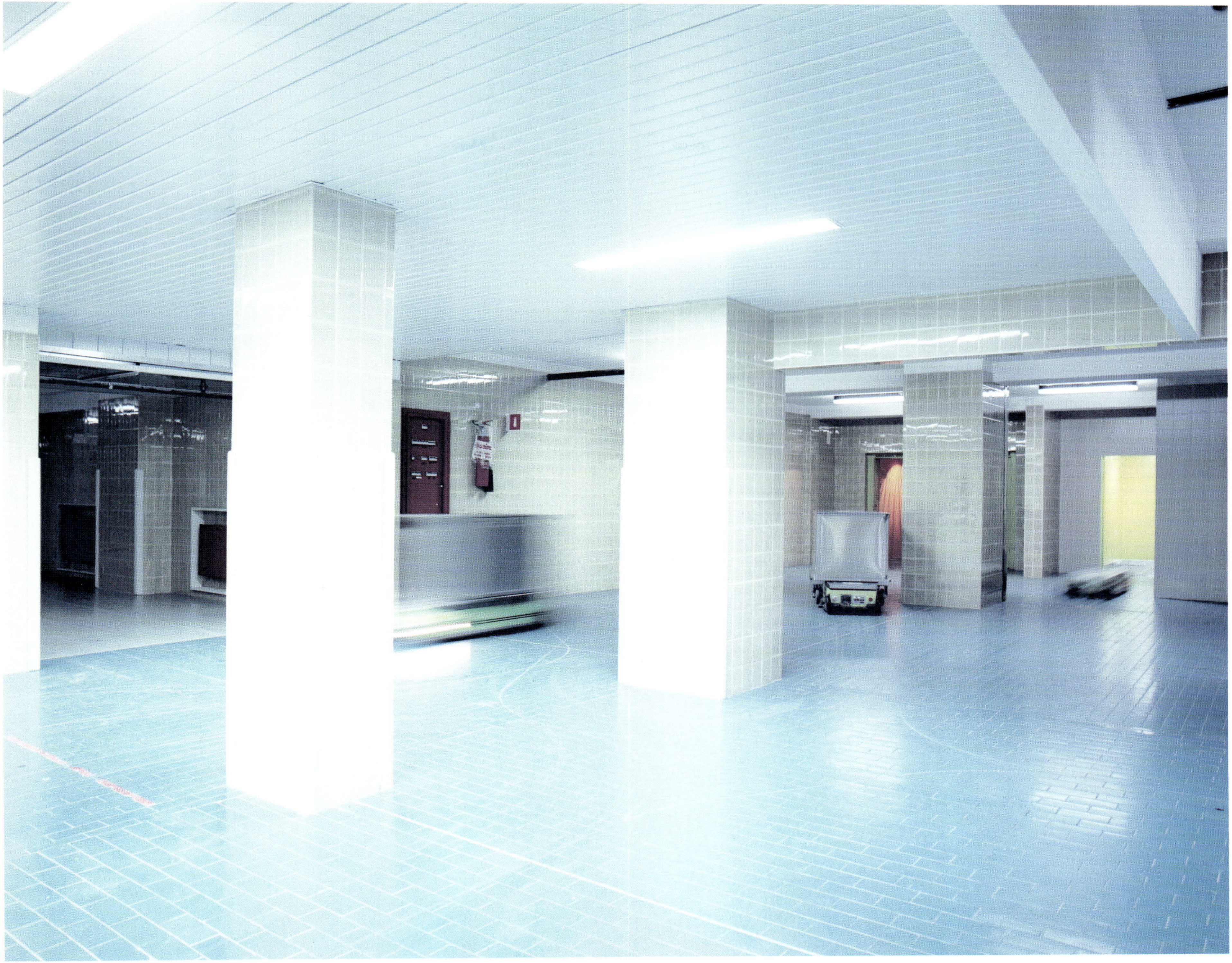

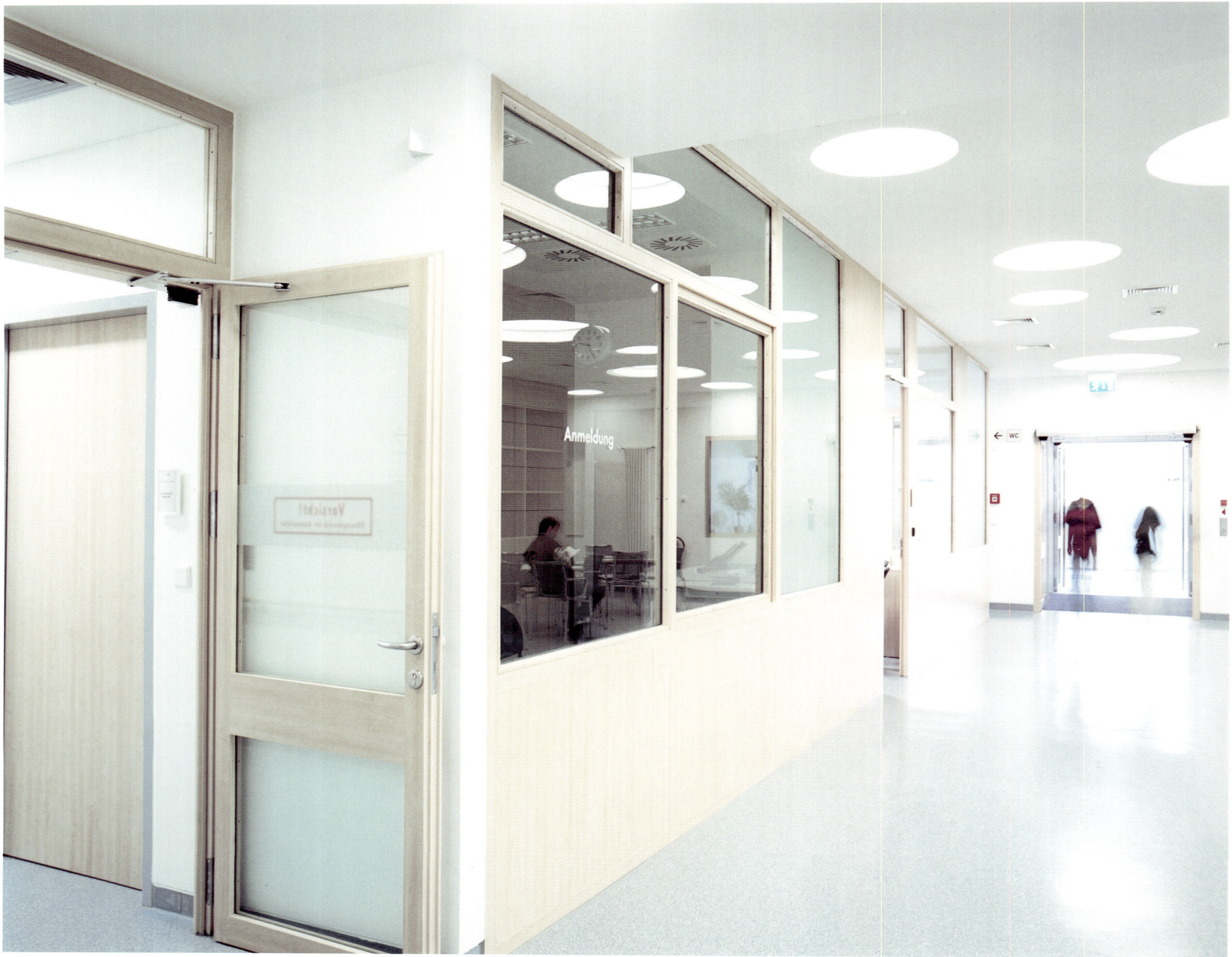
Anmeldung
WC

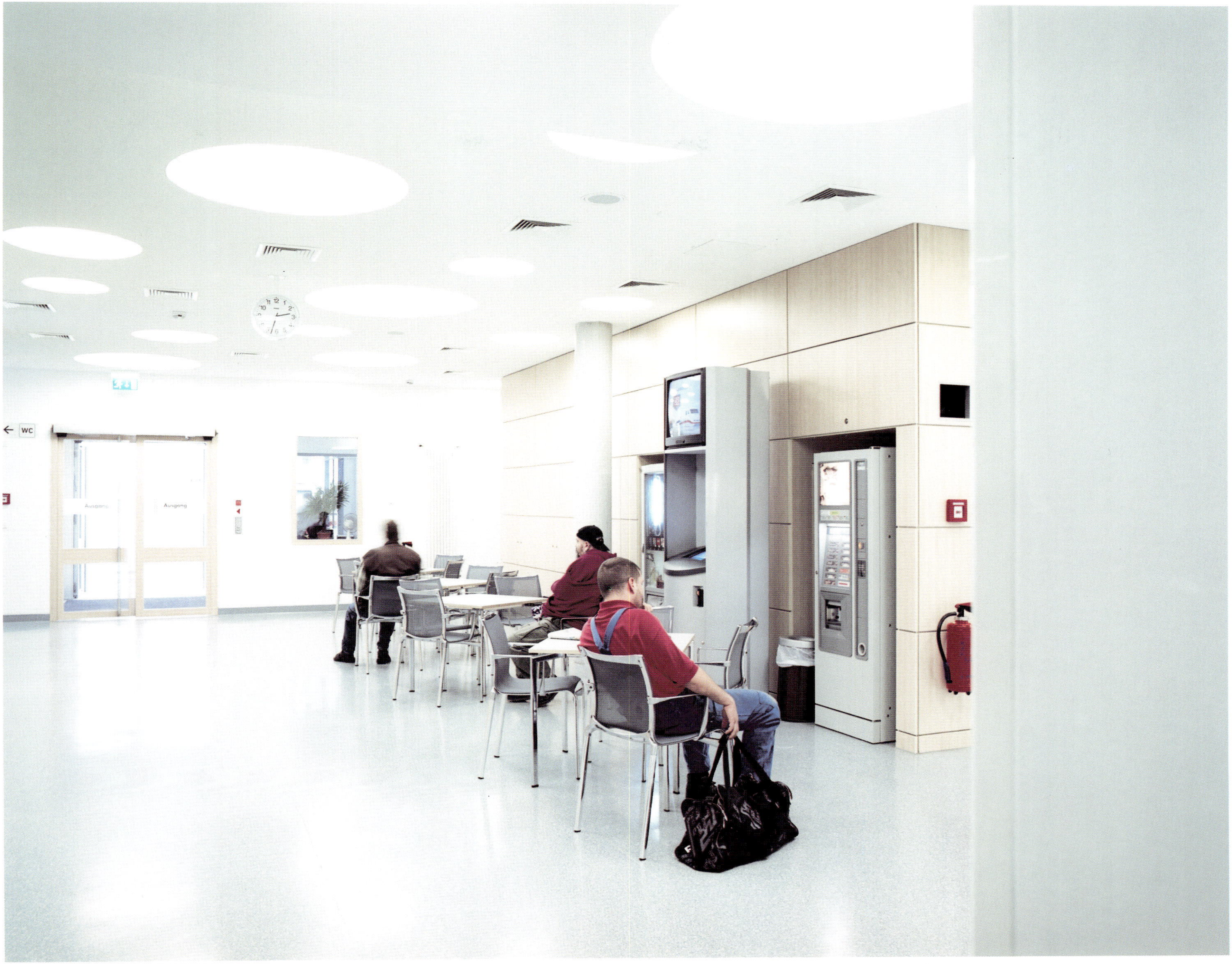
WC
Ausgang
Ausgang

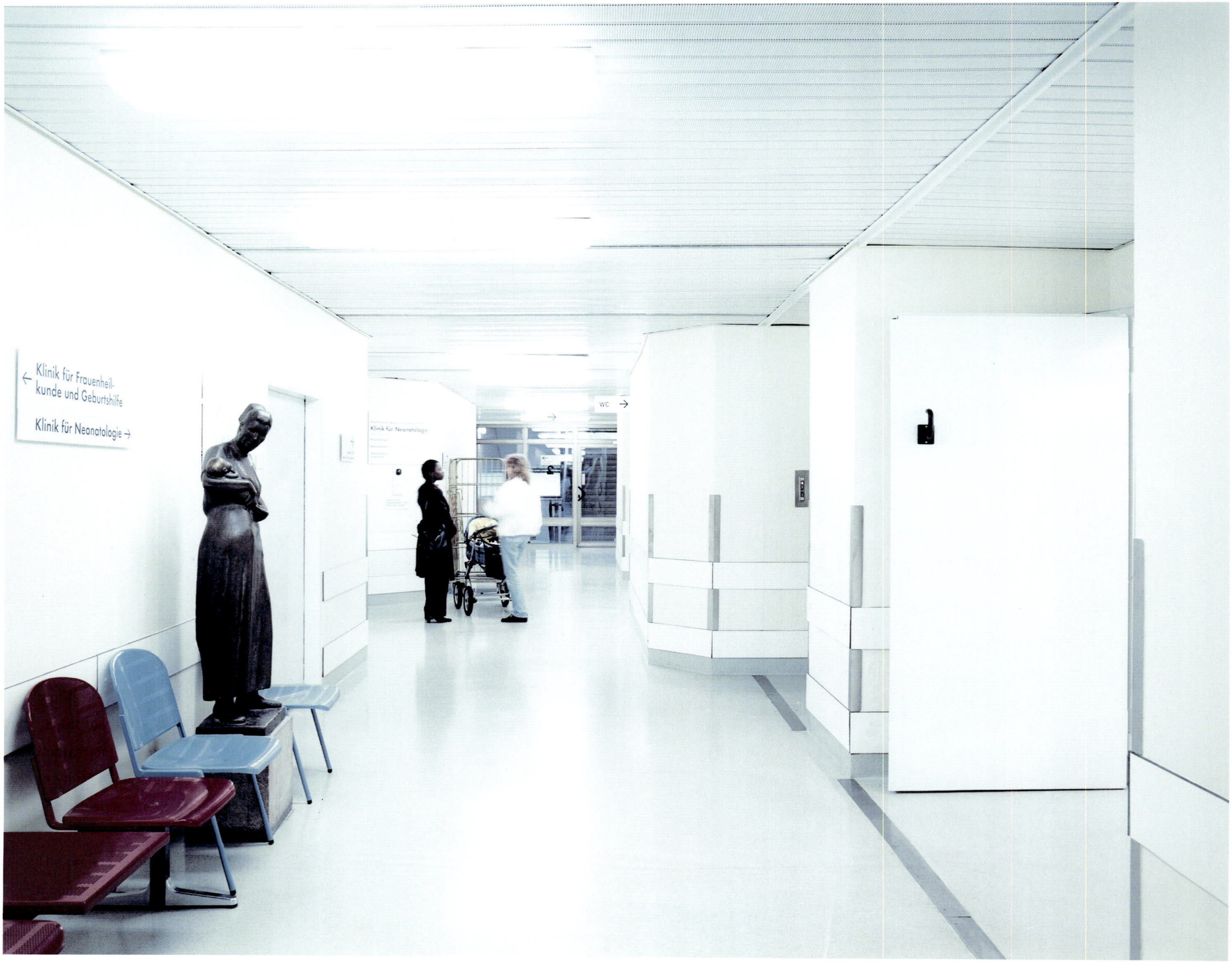

← Klinik für Frauenheilkunde und Geburtshilfe
Klinik für Neonatologie →
Klinik für Neonatologie
WC →

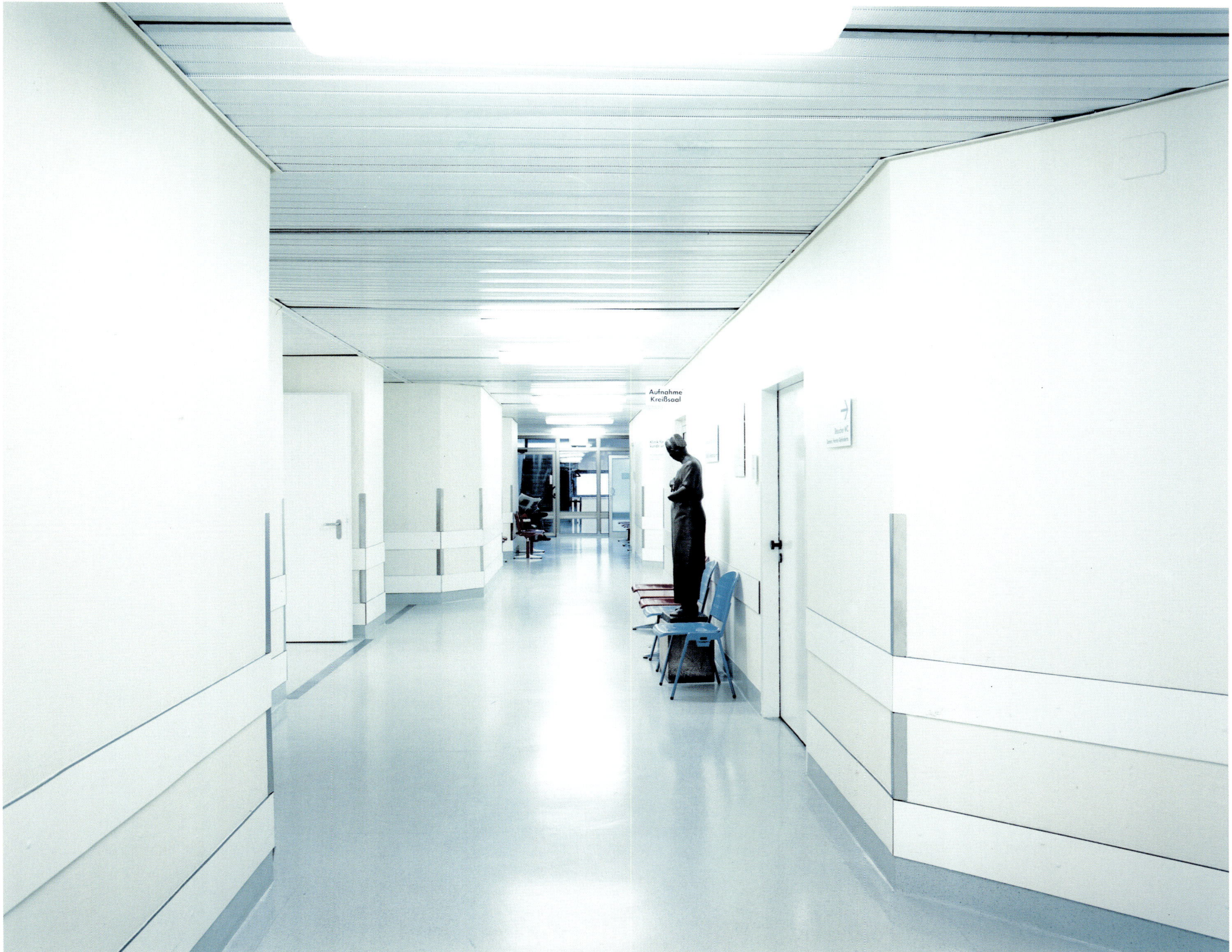
Aufnahme
Kreißsaal

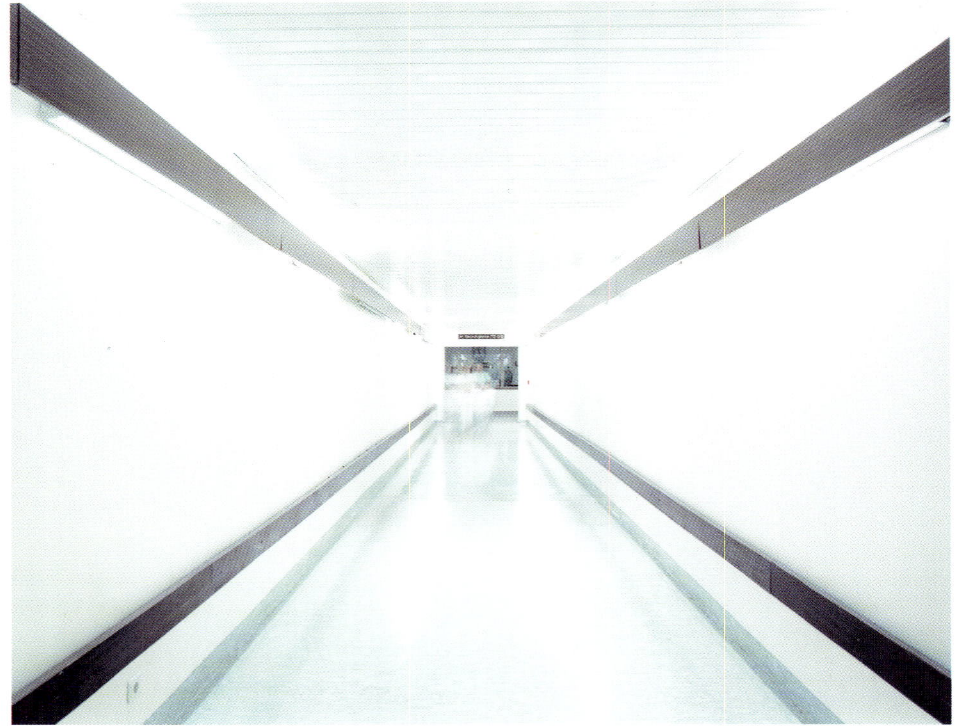

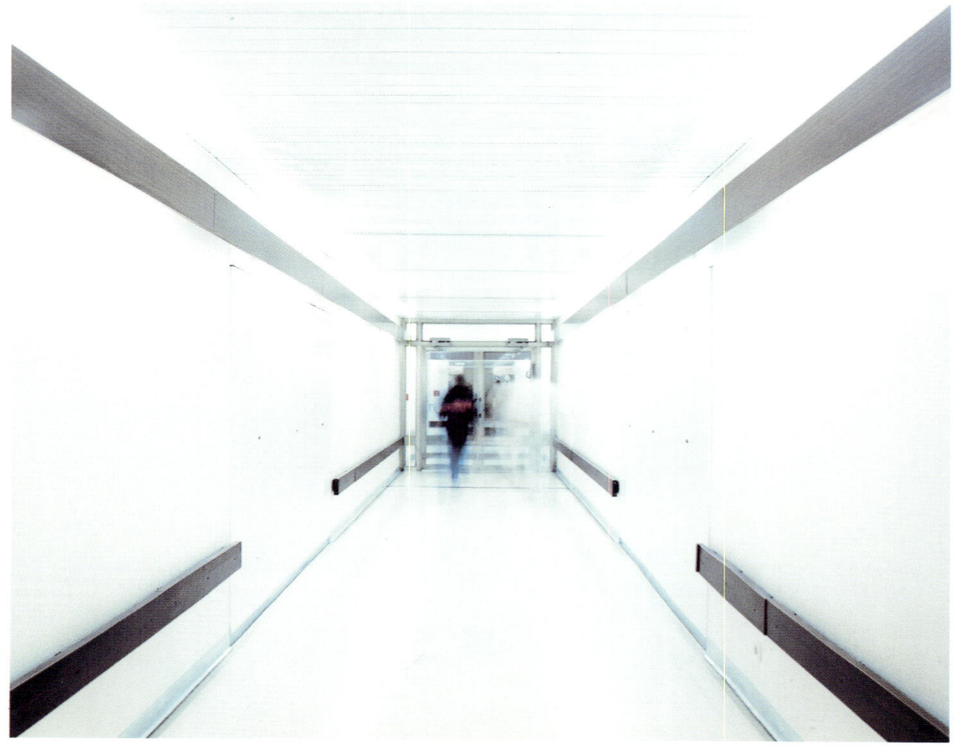

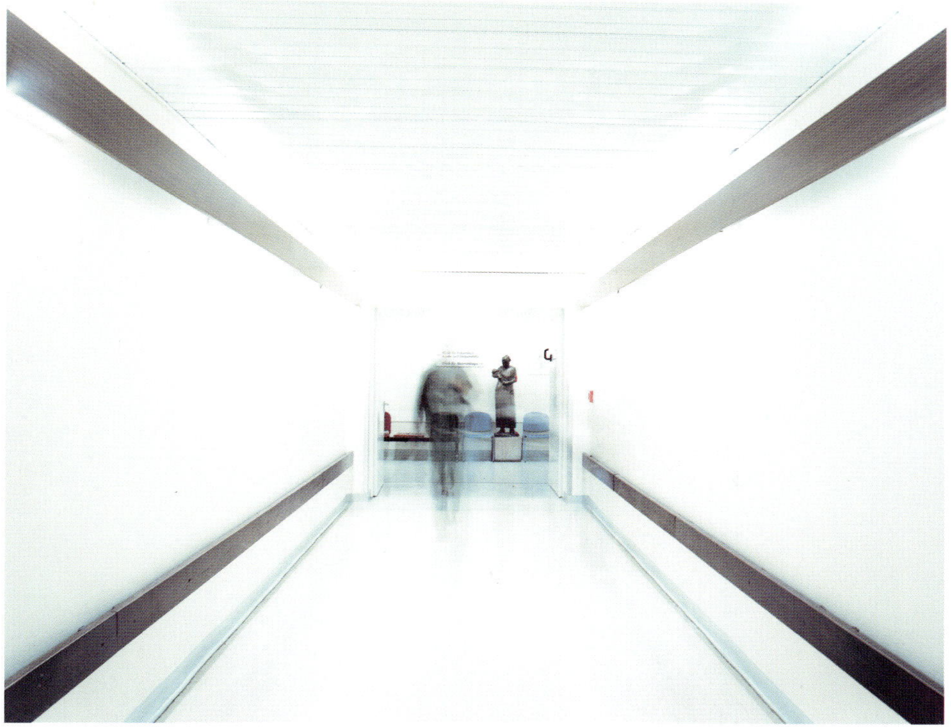

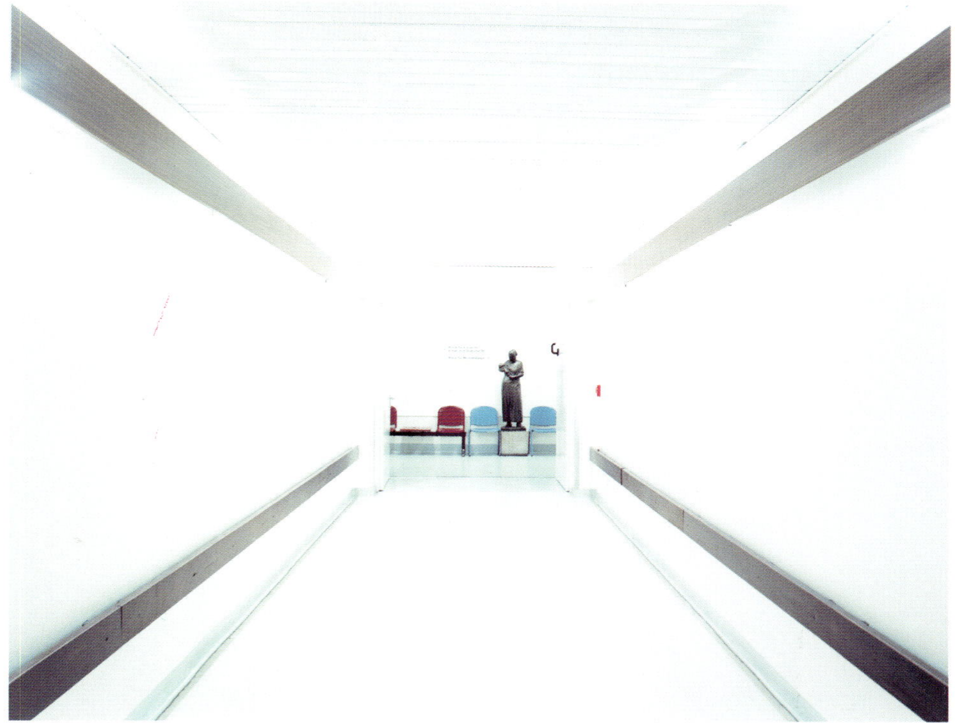

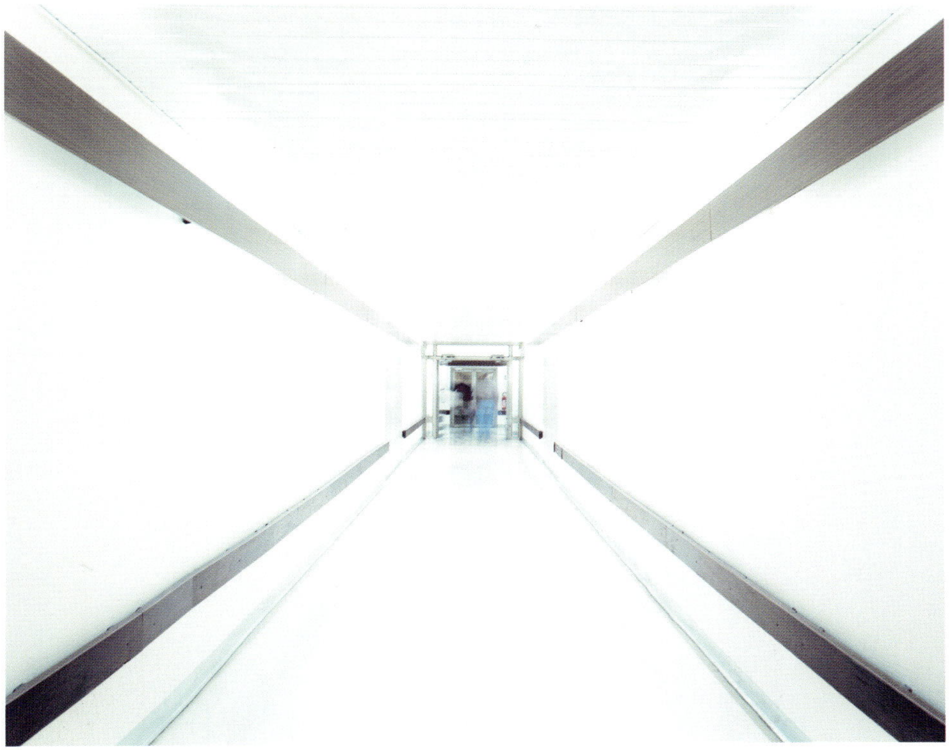

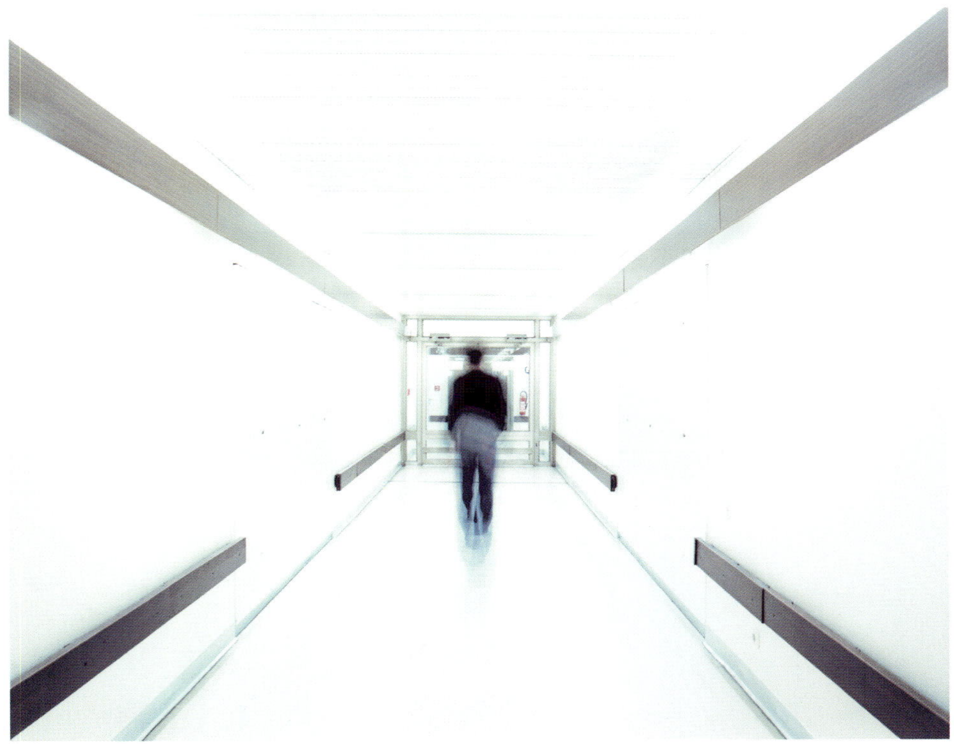

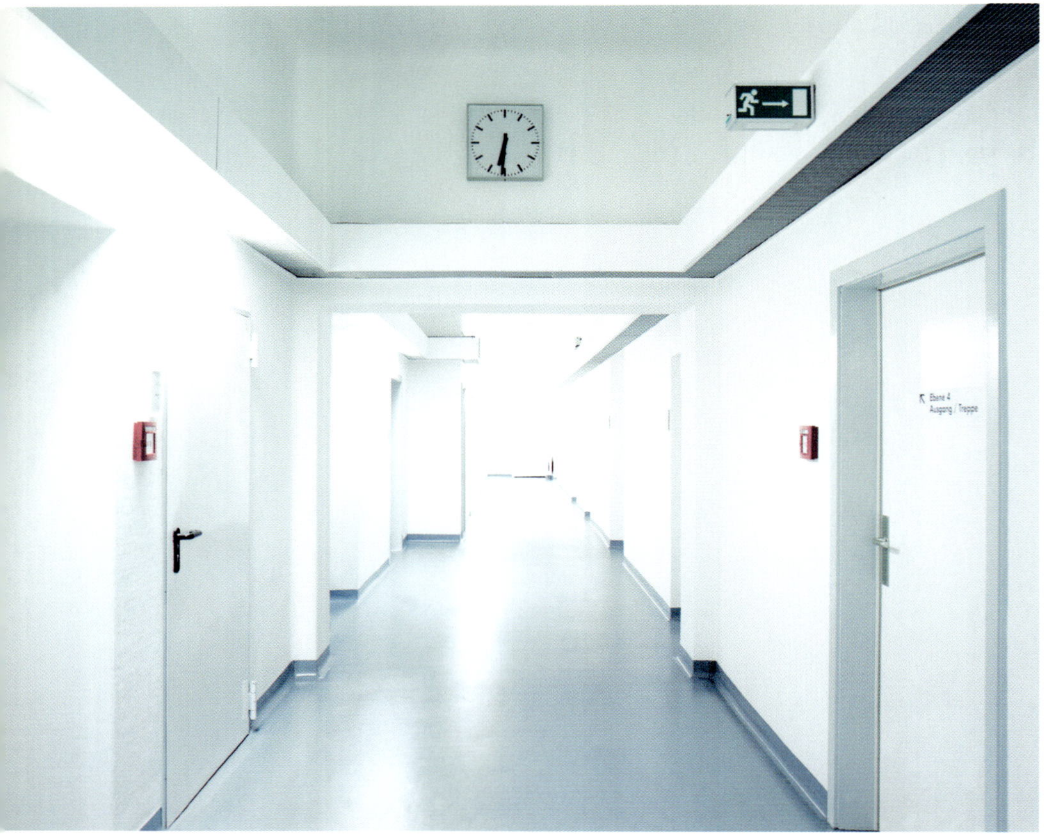
Ebene 4
Ausgang / Treppe

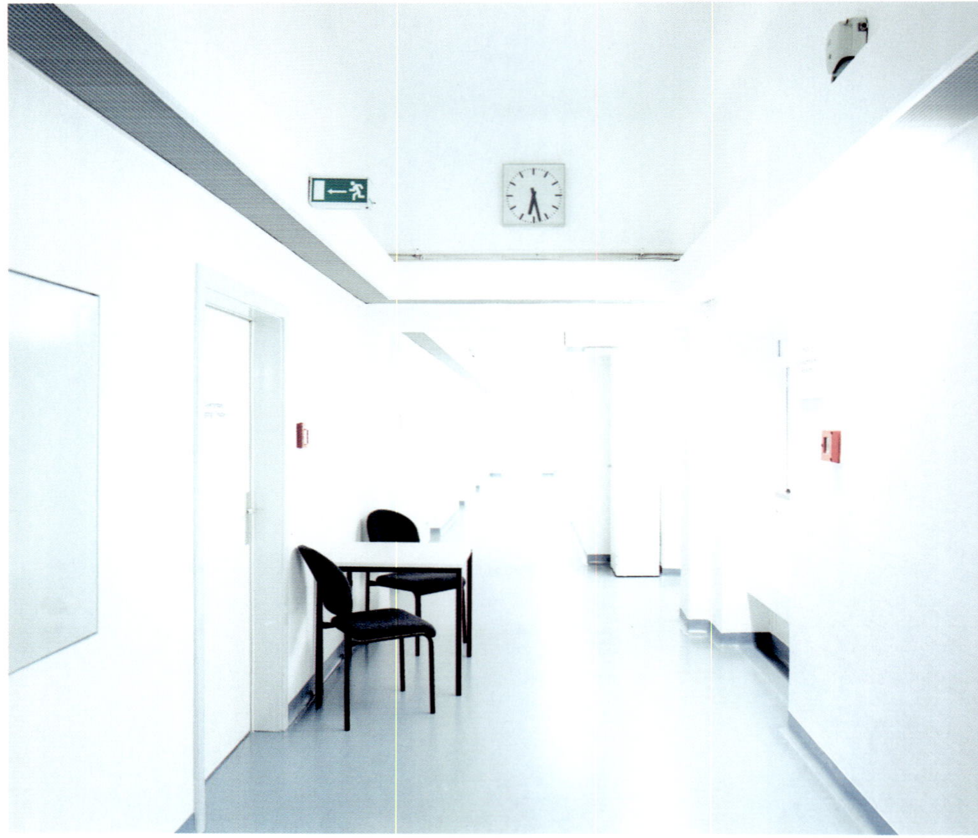

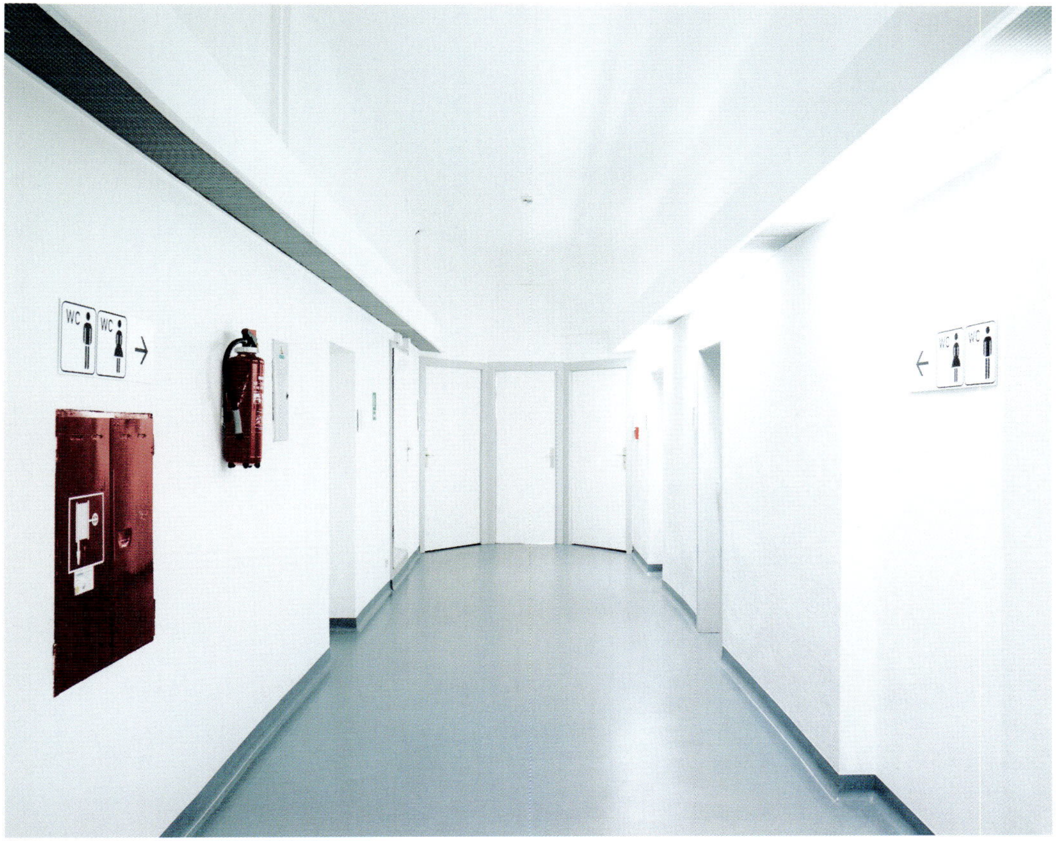
WC
WC
WC
WC

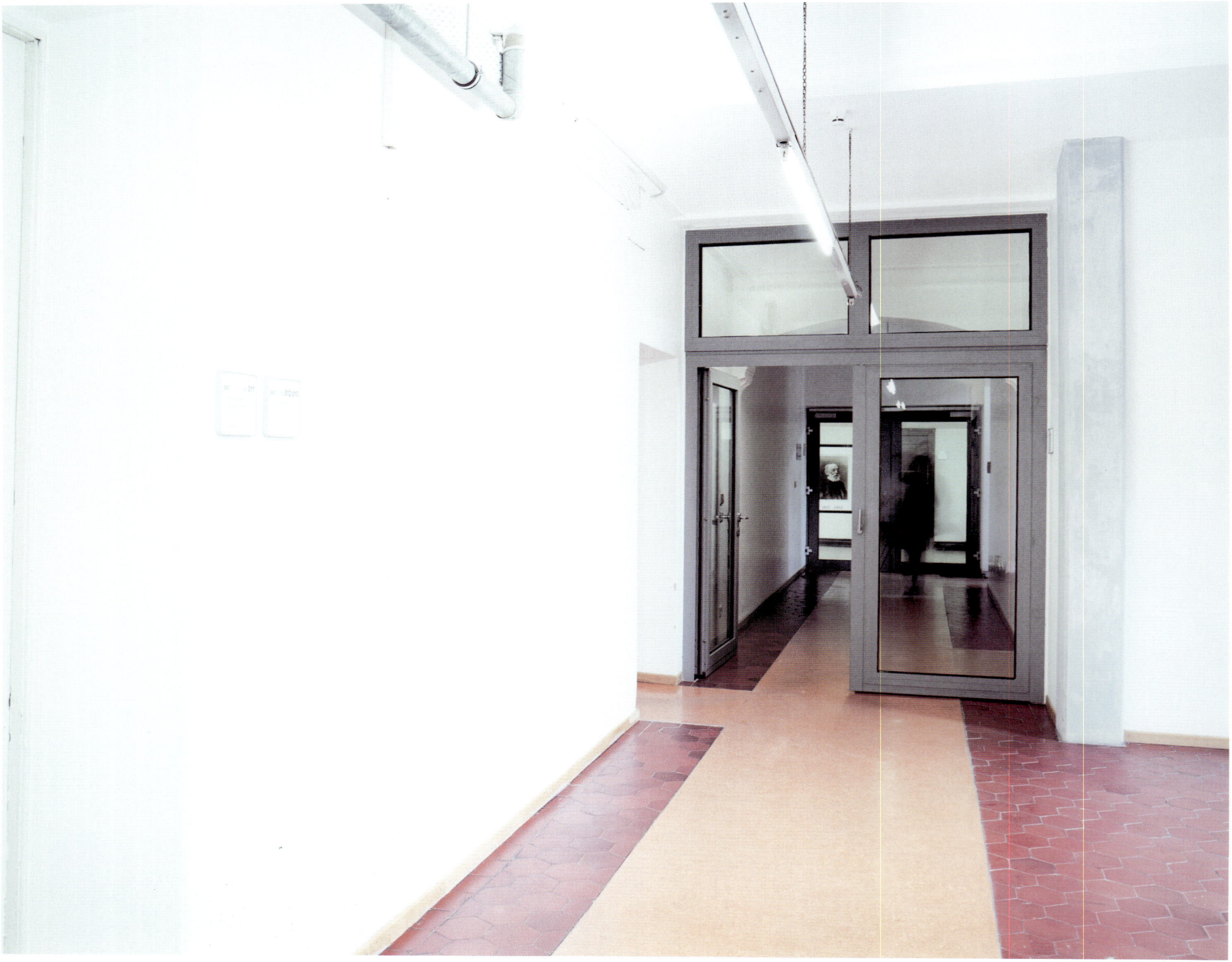

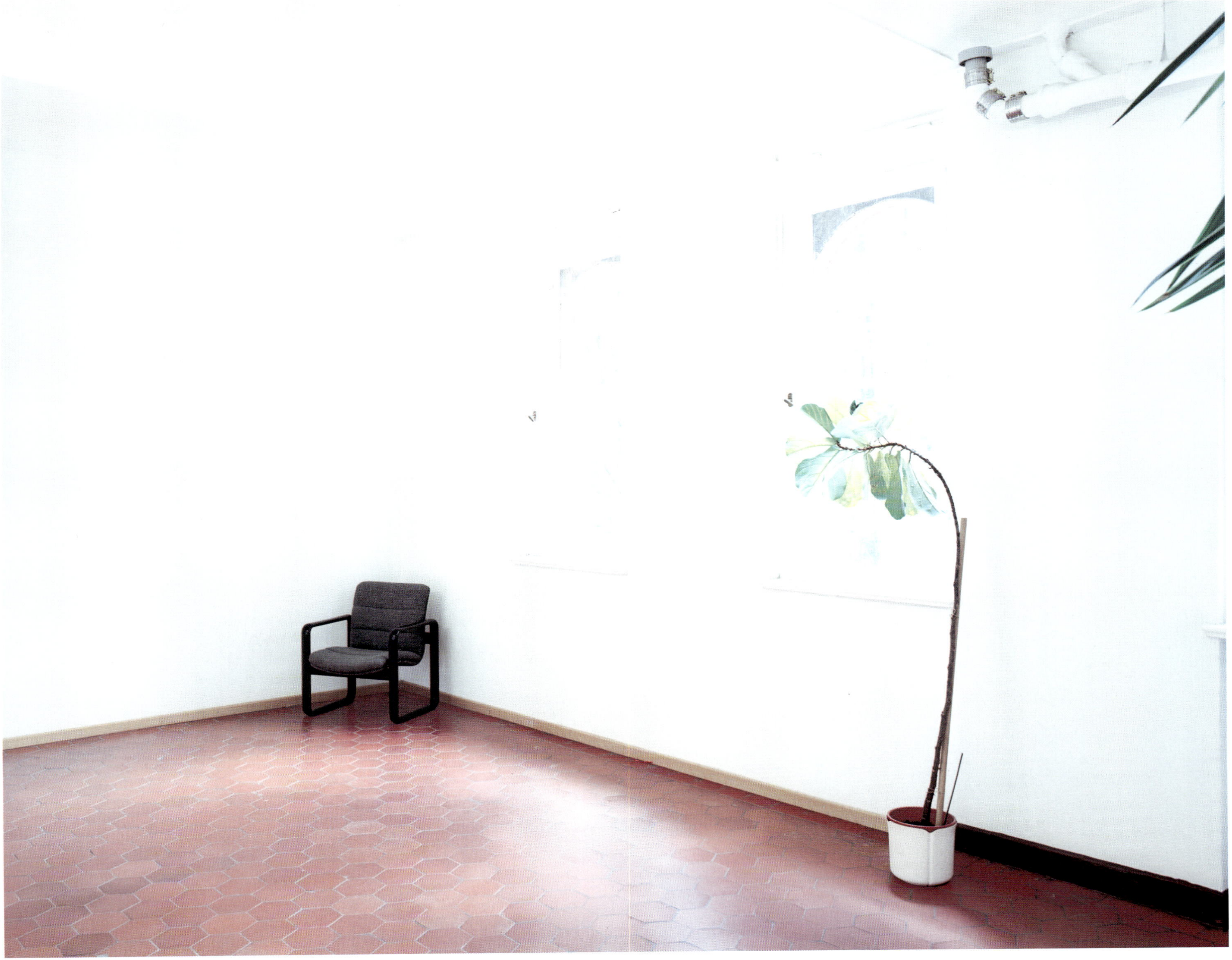

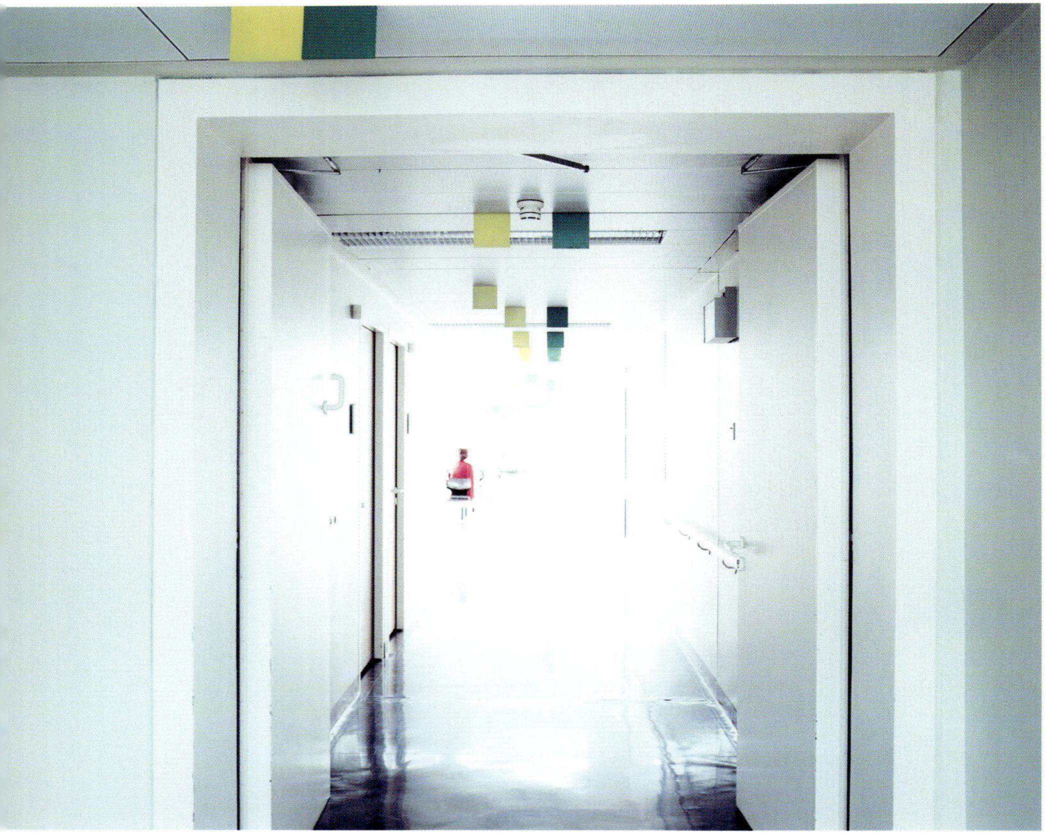

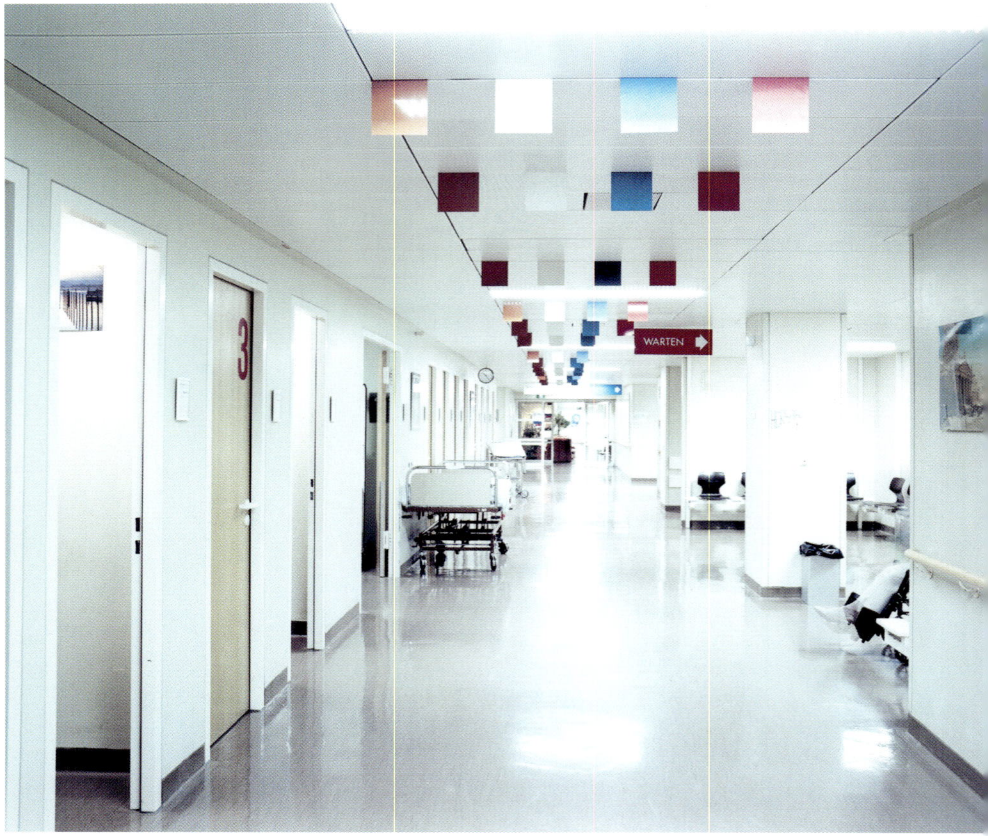
3
WARTEN

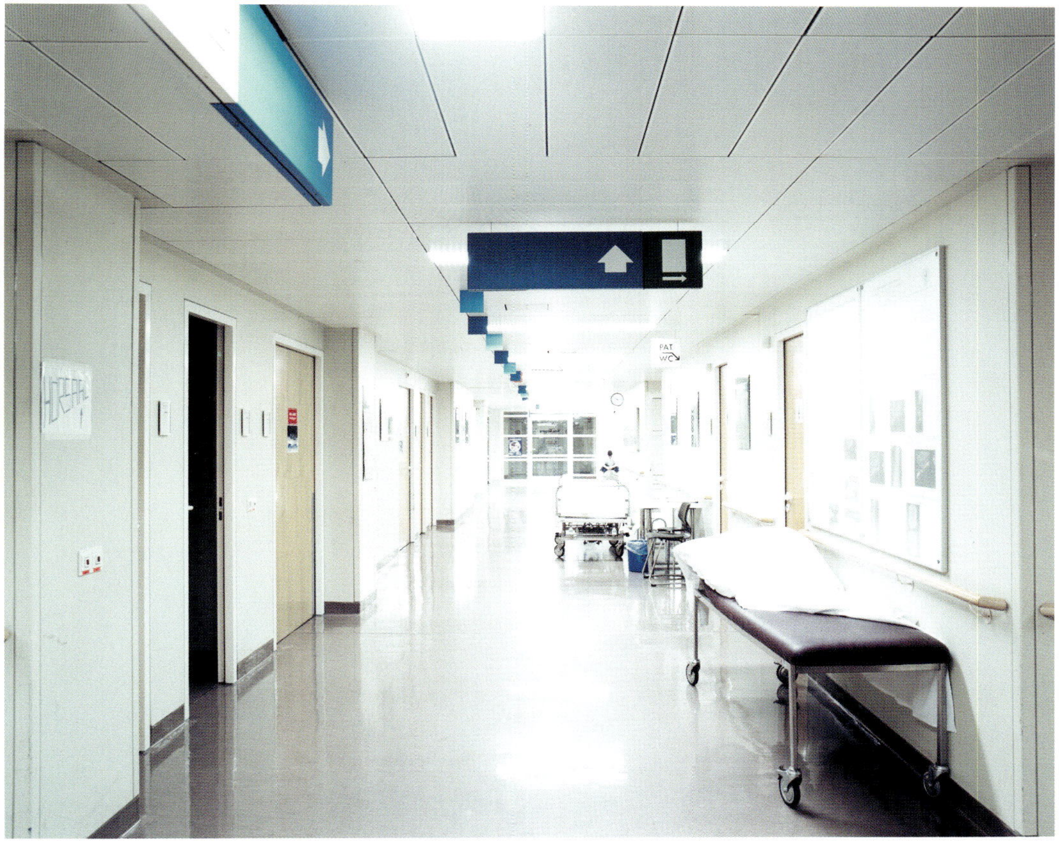
PAT
WC

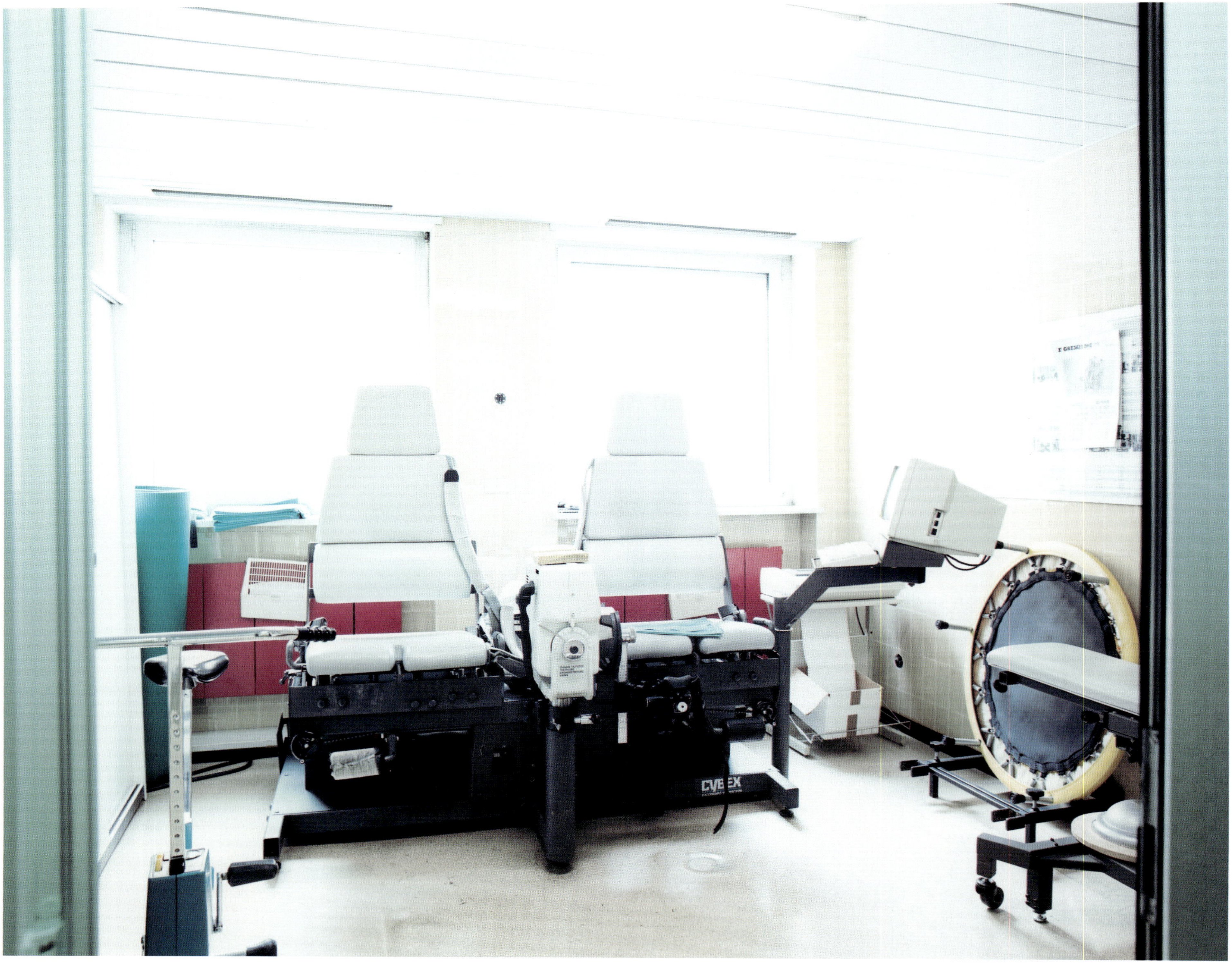
CYBEX

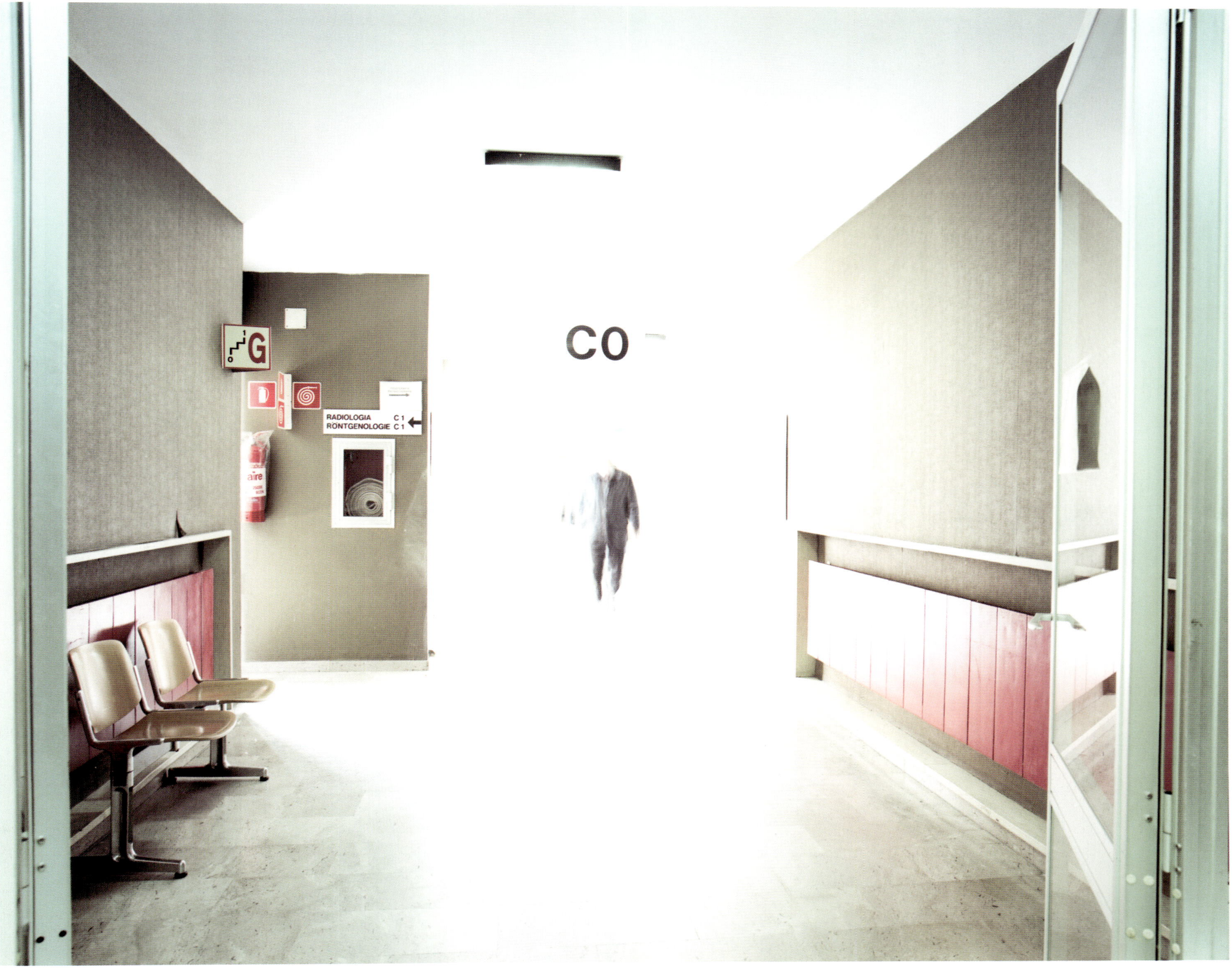
CO
G
RADIOLOGIA C 1
RONTGENOLOGIE C 1

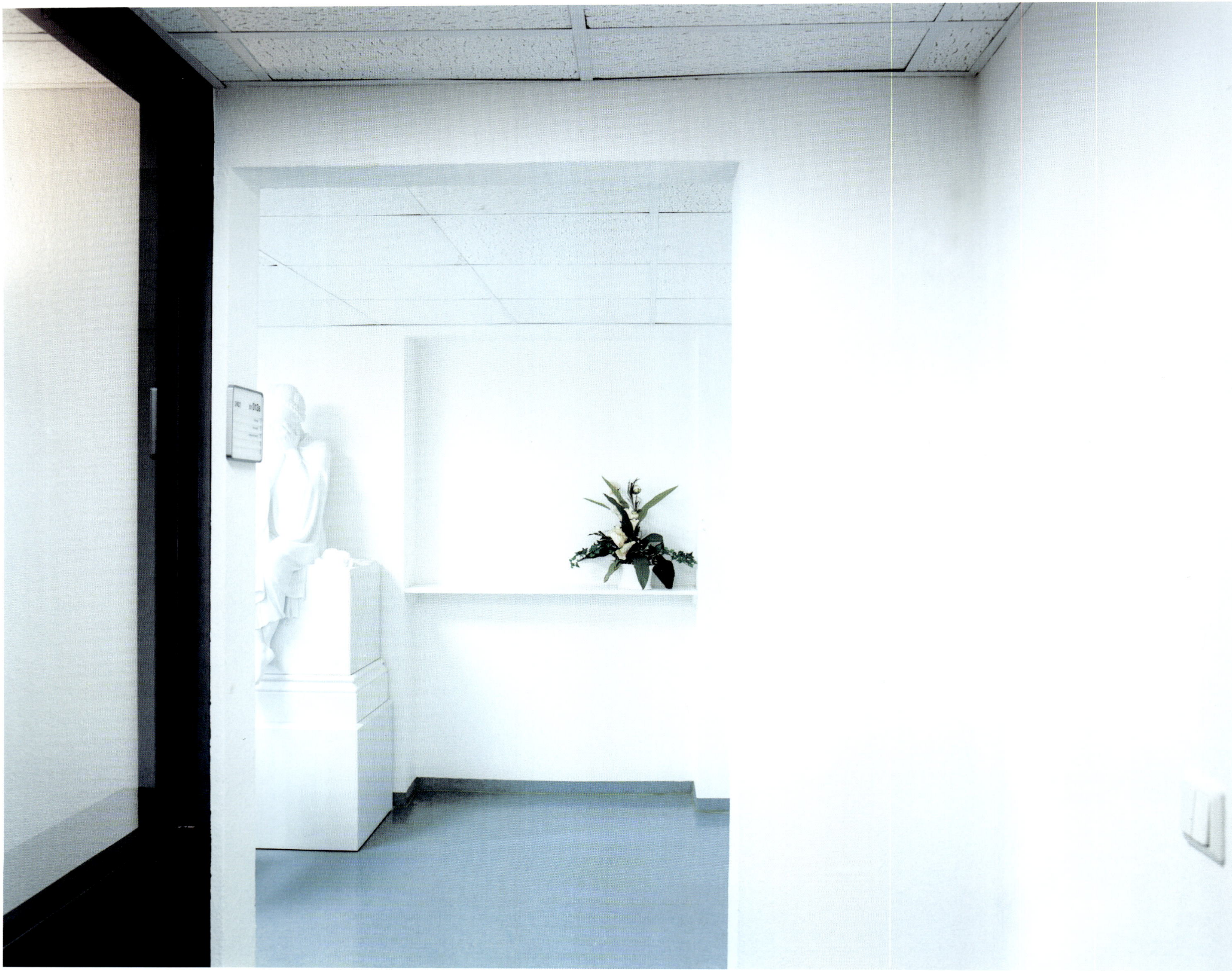

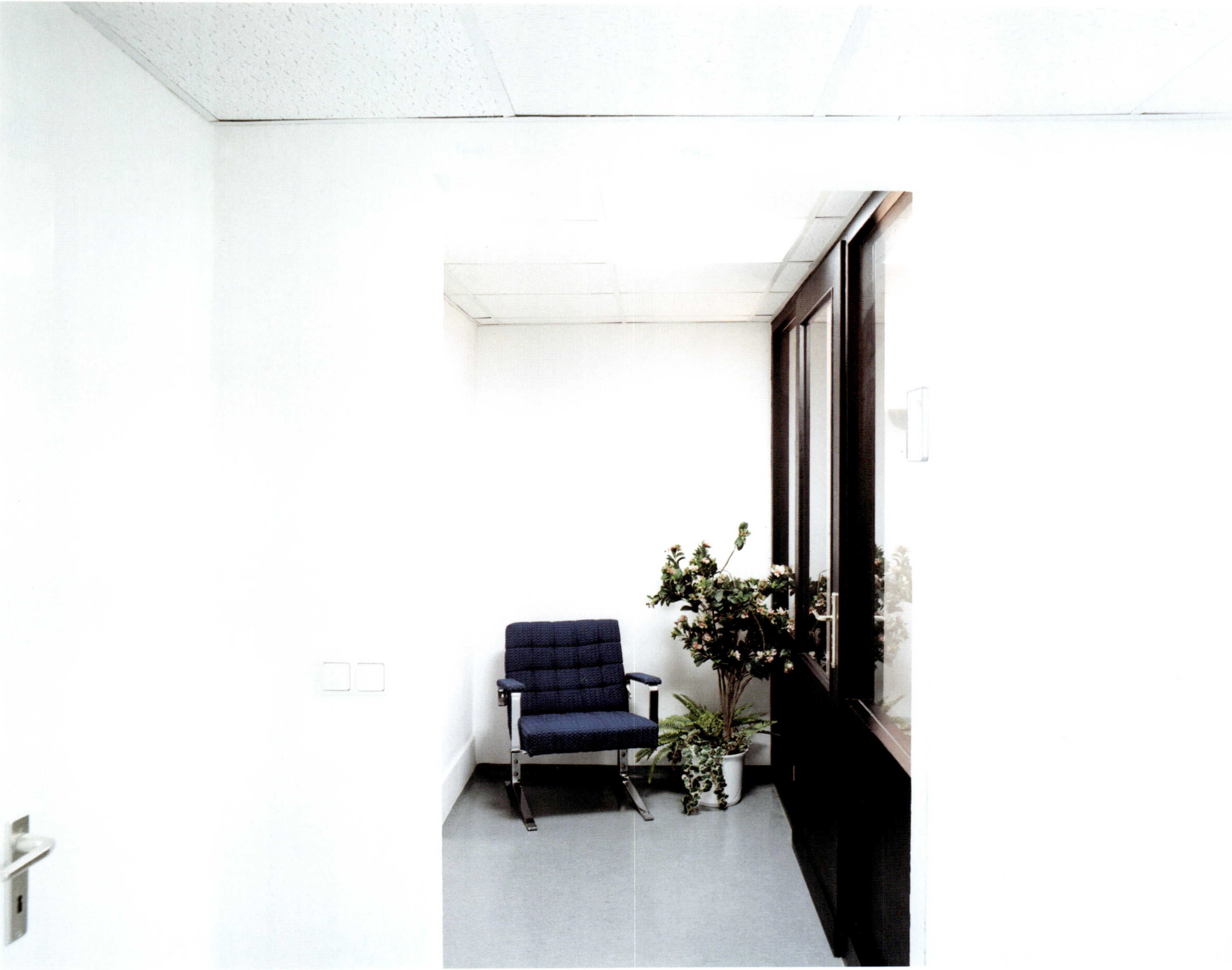

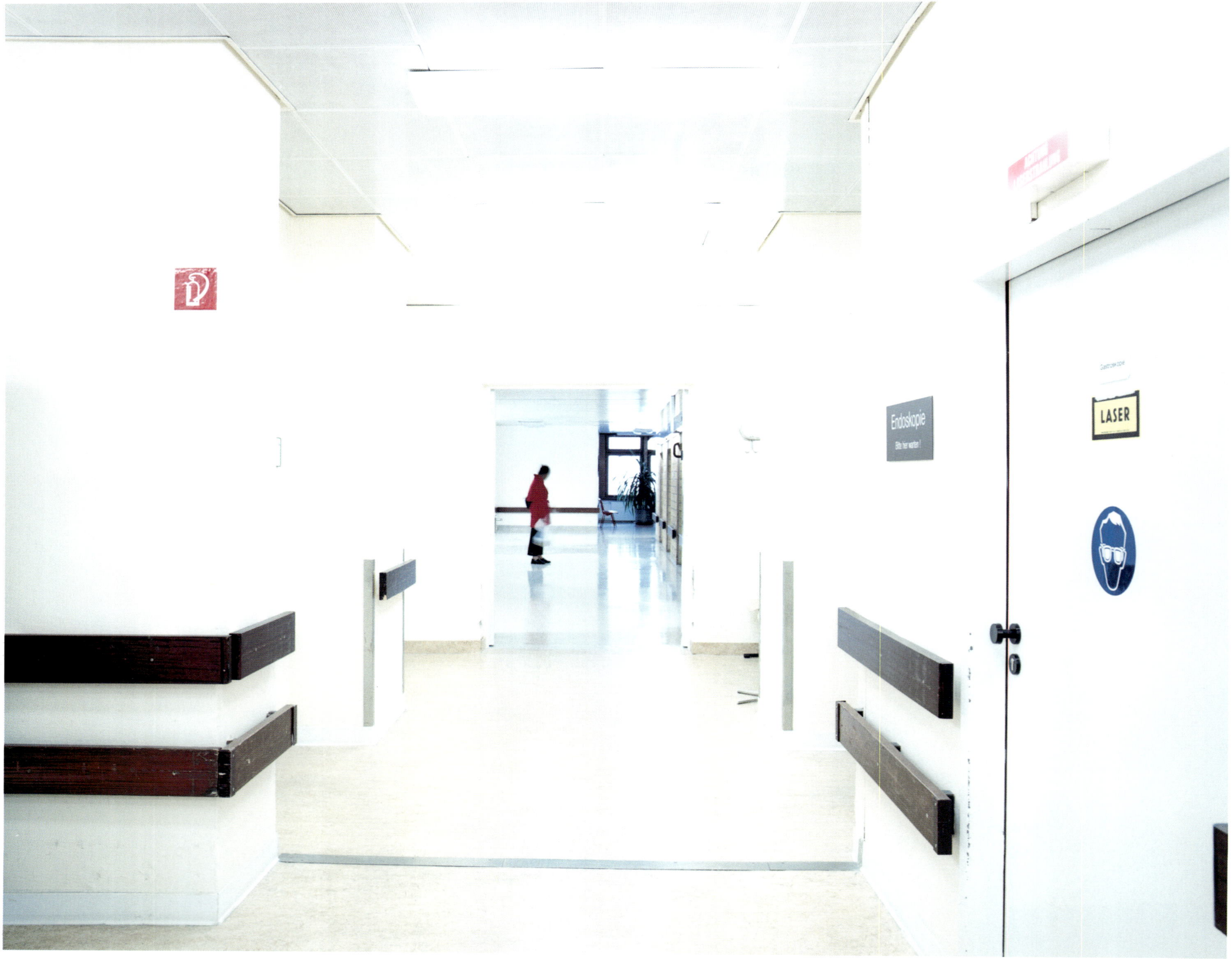
Endoskopie
Bitte hier warten !
Gastroskopie
LASER

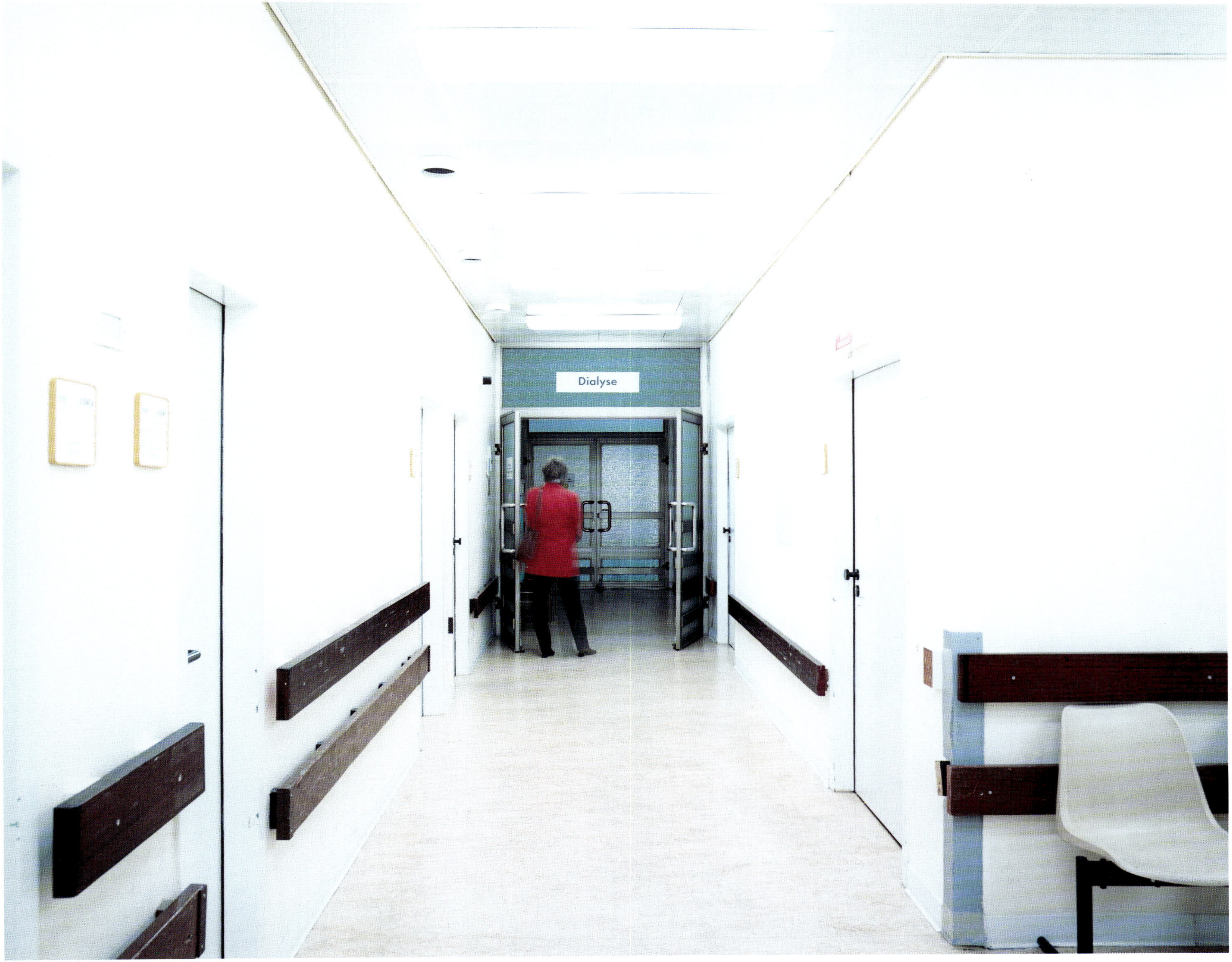
Dialyse

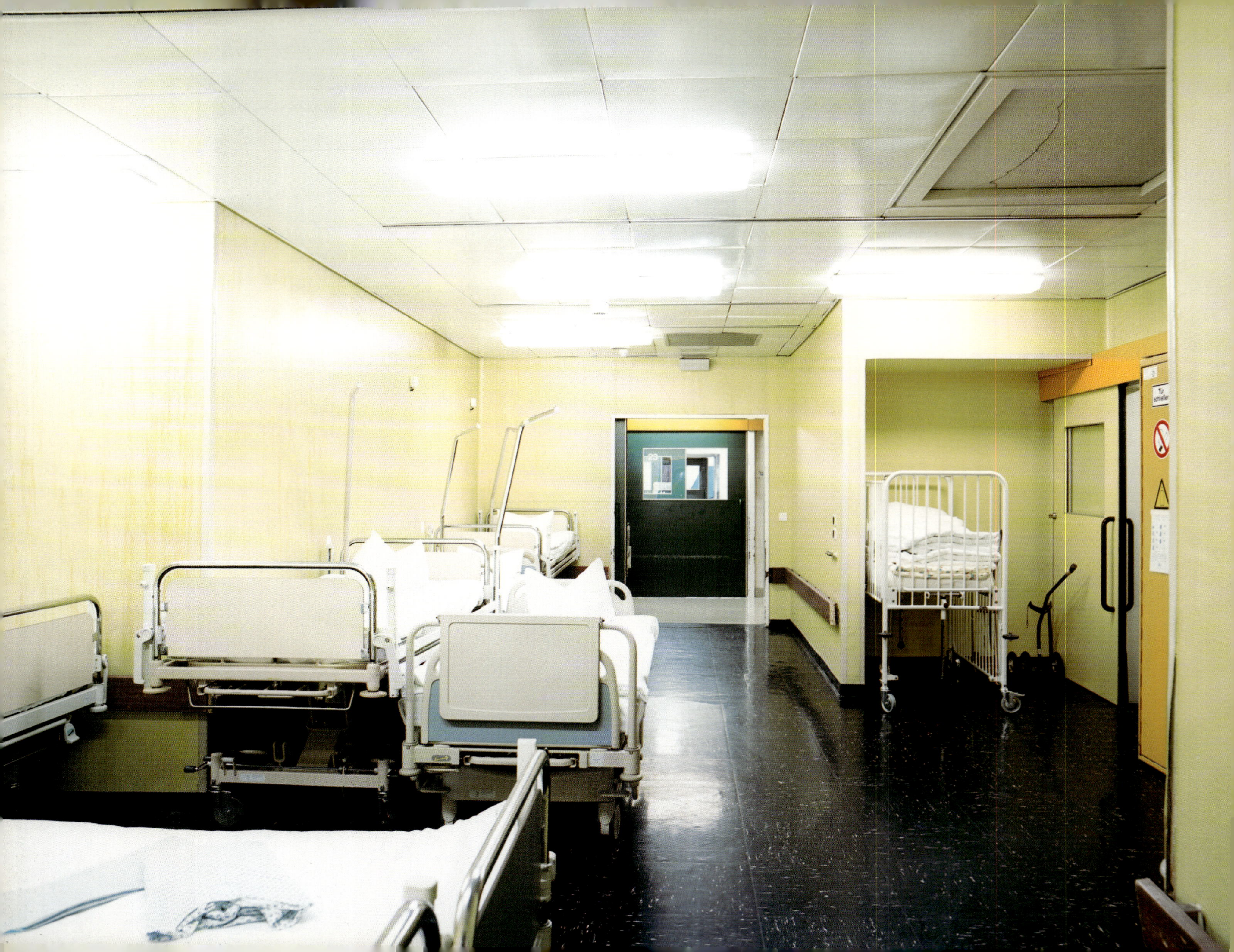

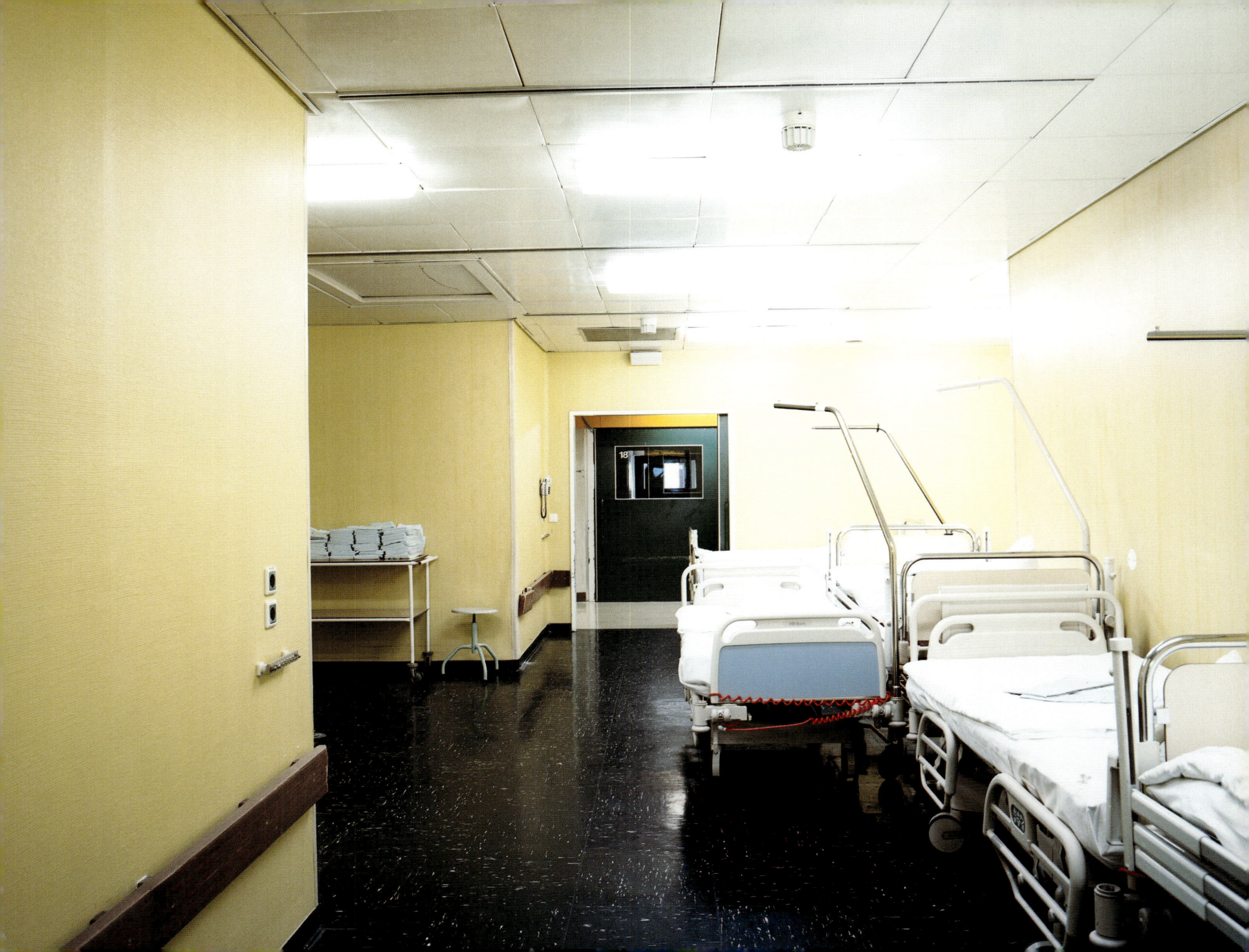

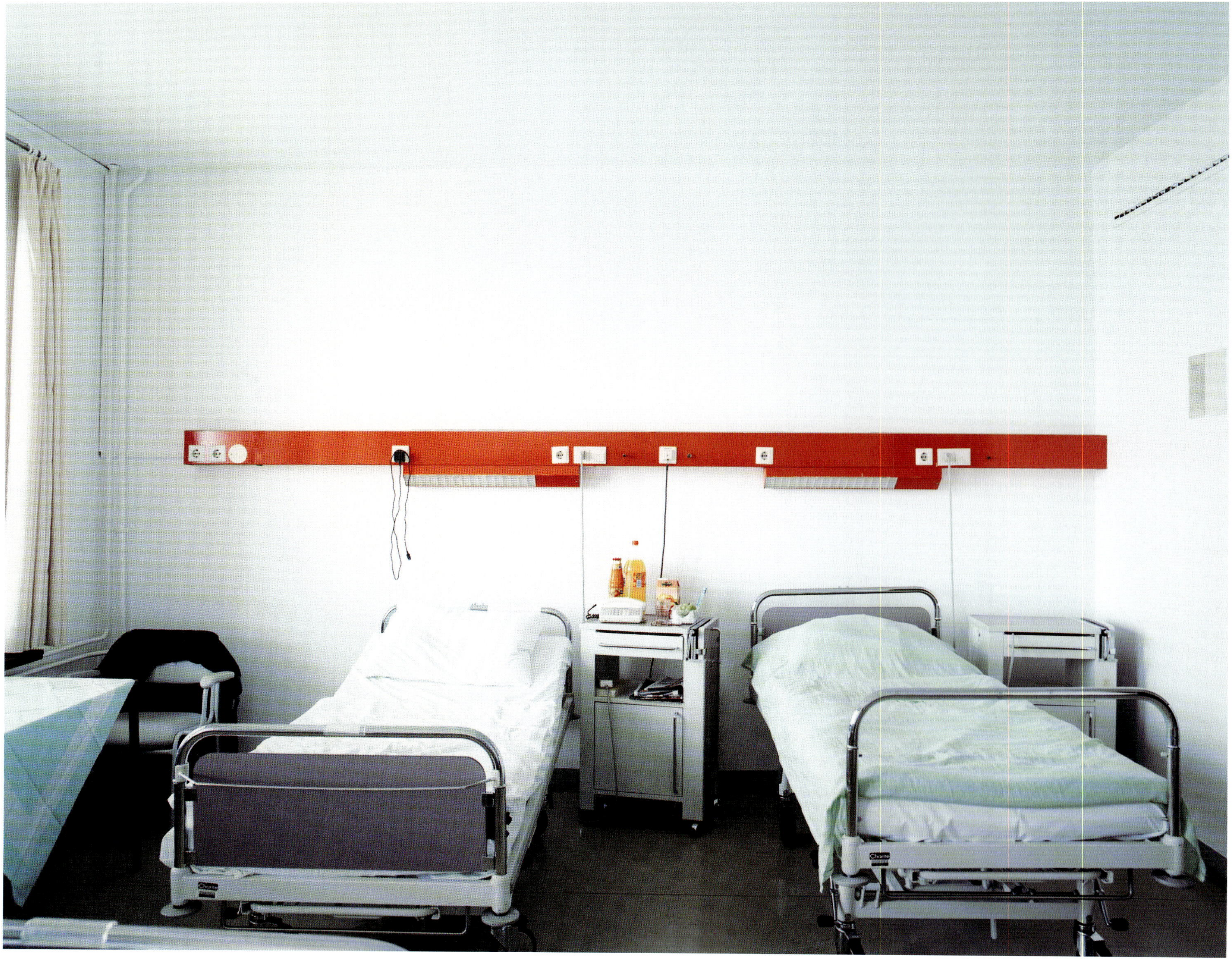

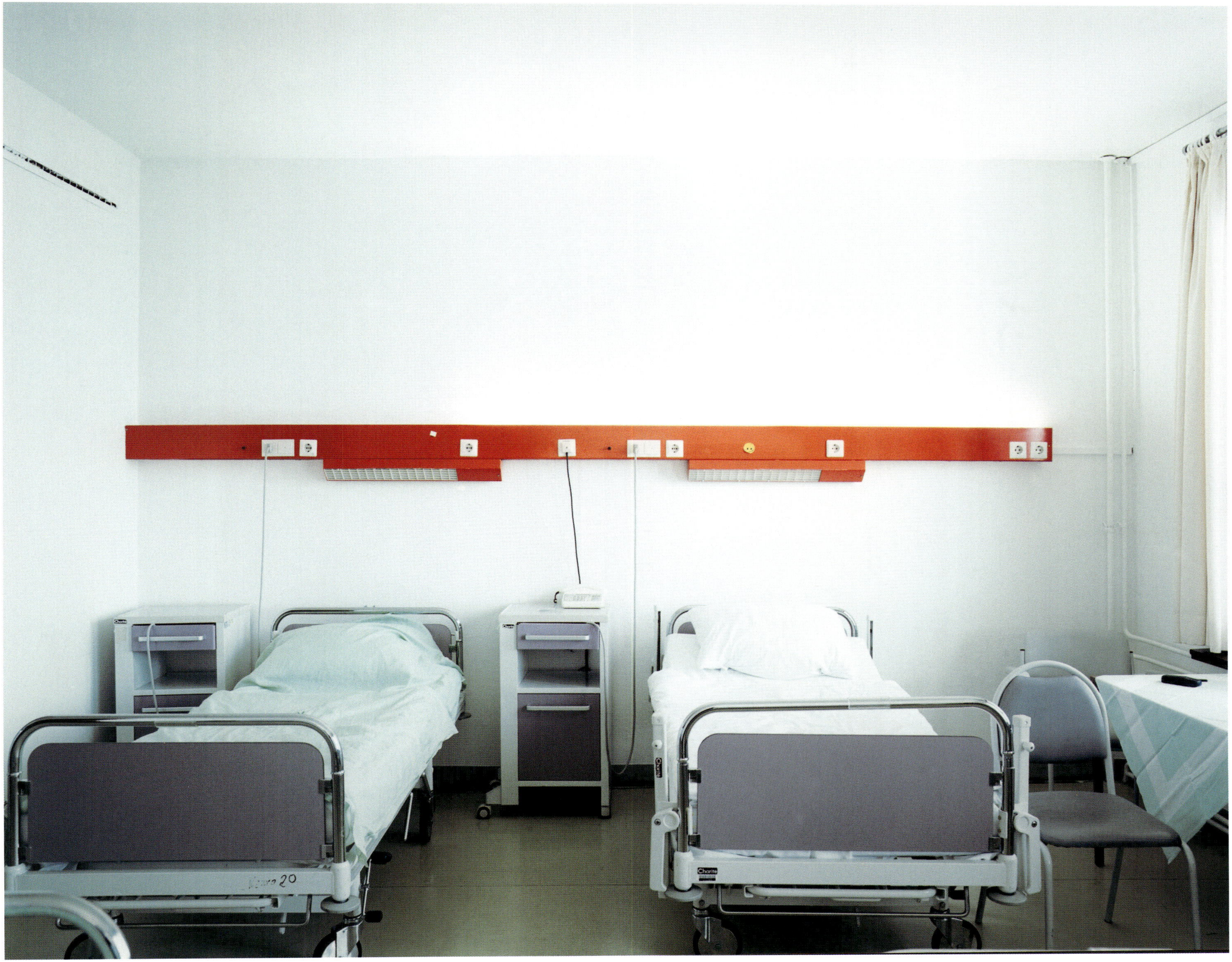
Charite

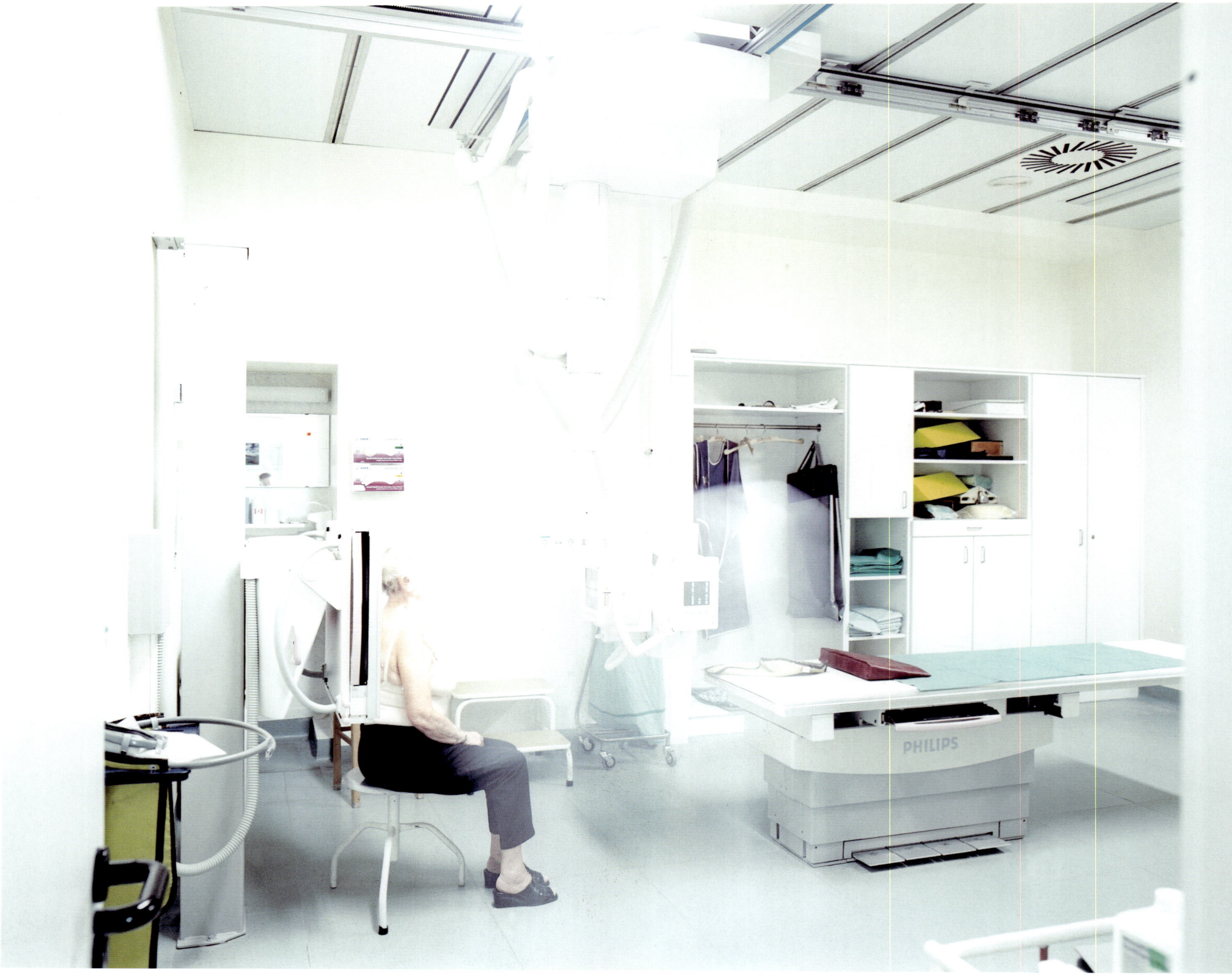
PHILIPS

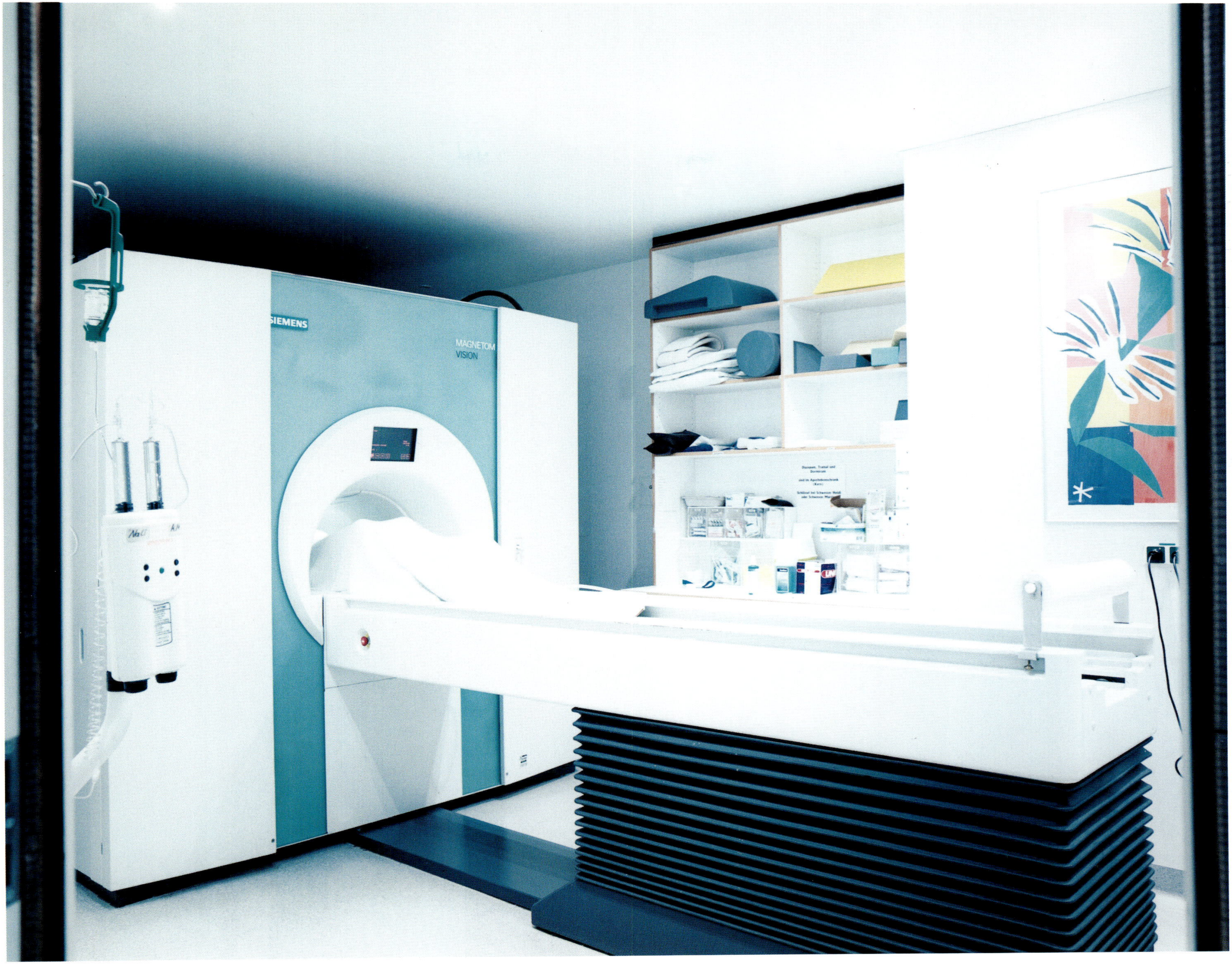
SIEMENS
MAGNETOM
VISION

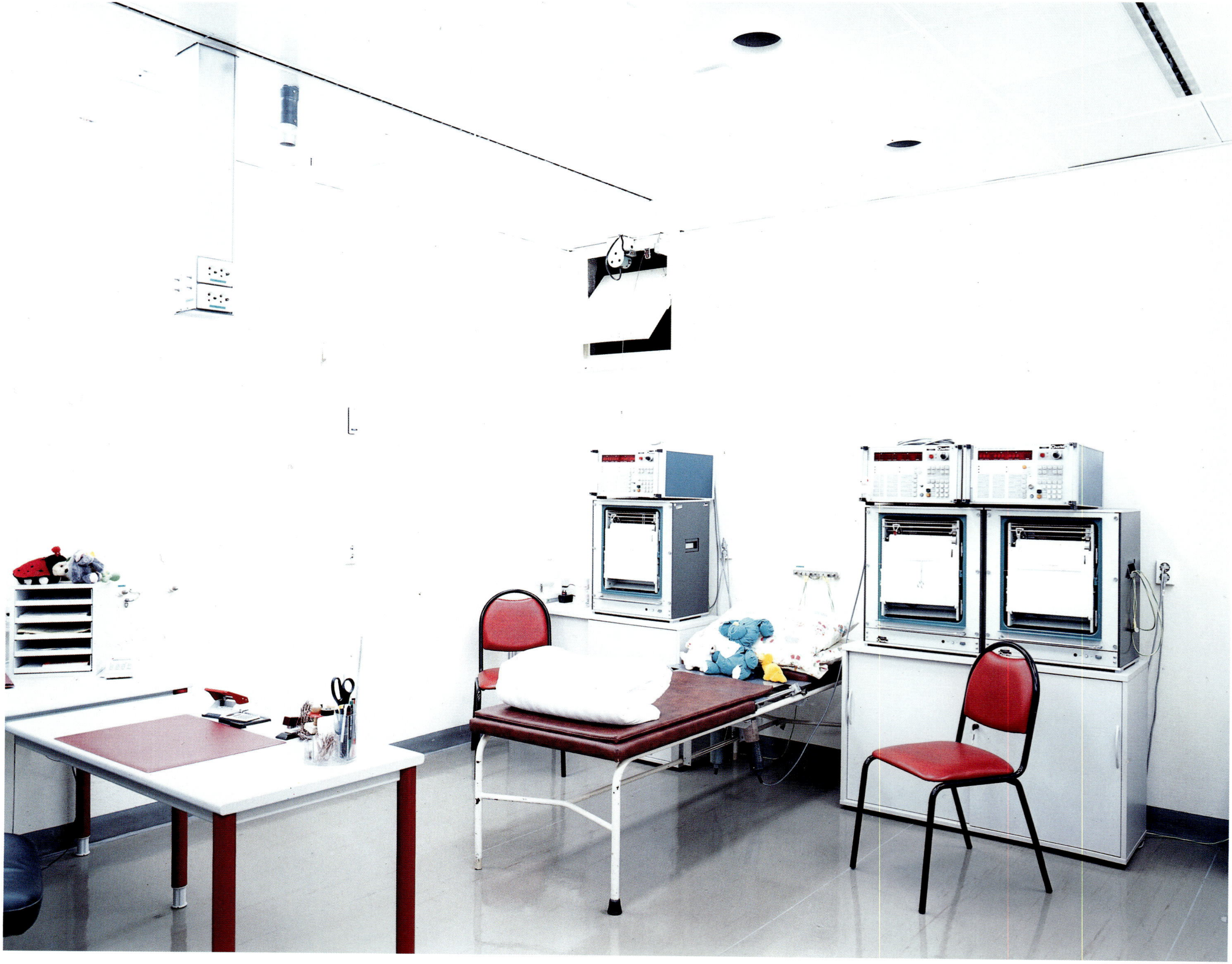

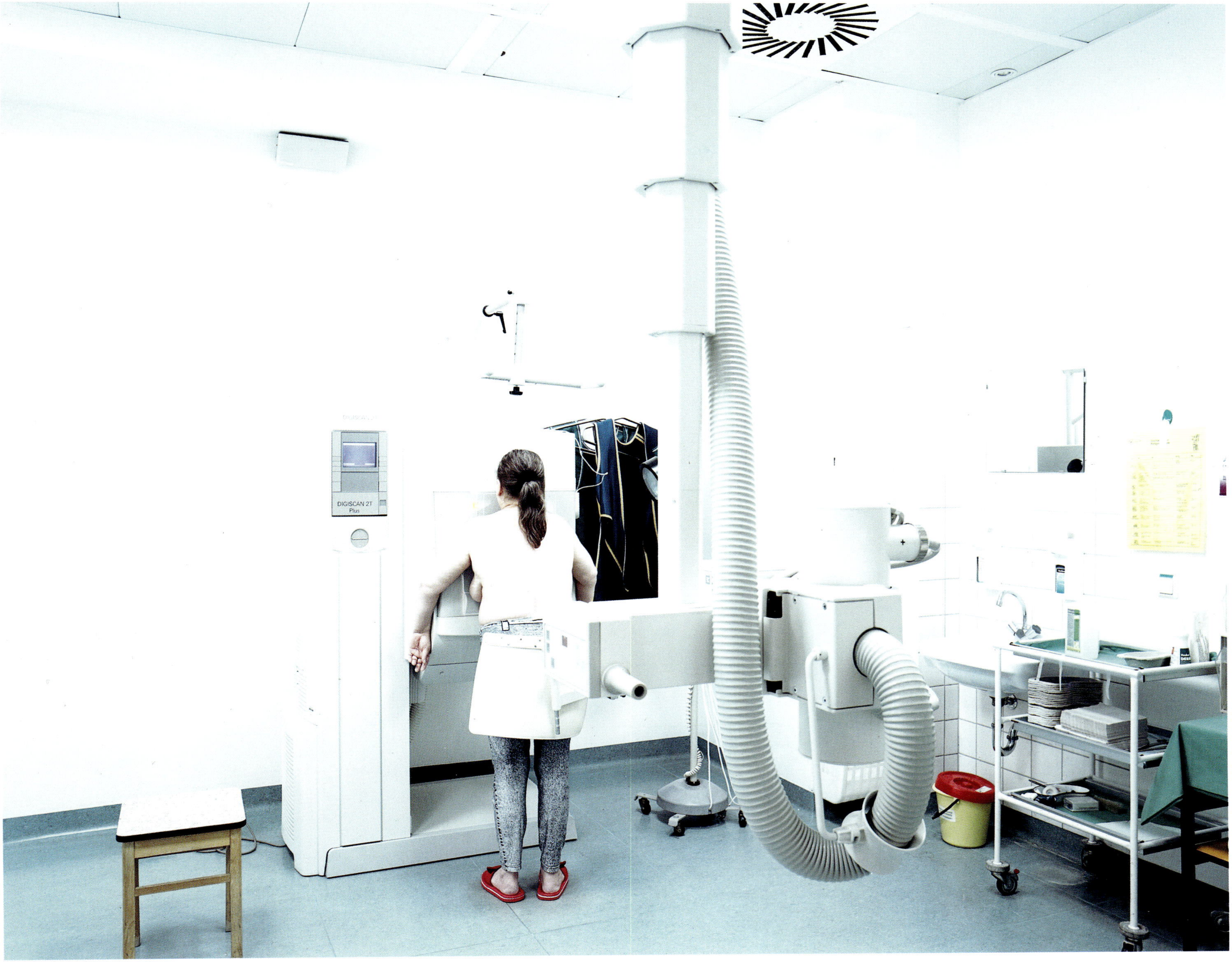
DIGISCAN 2T
Plus

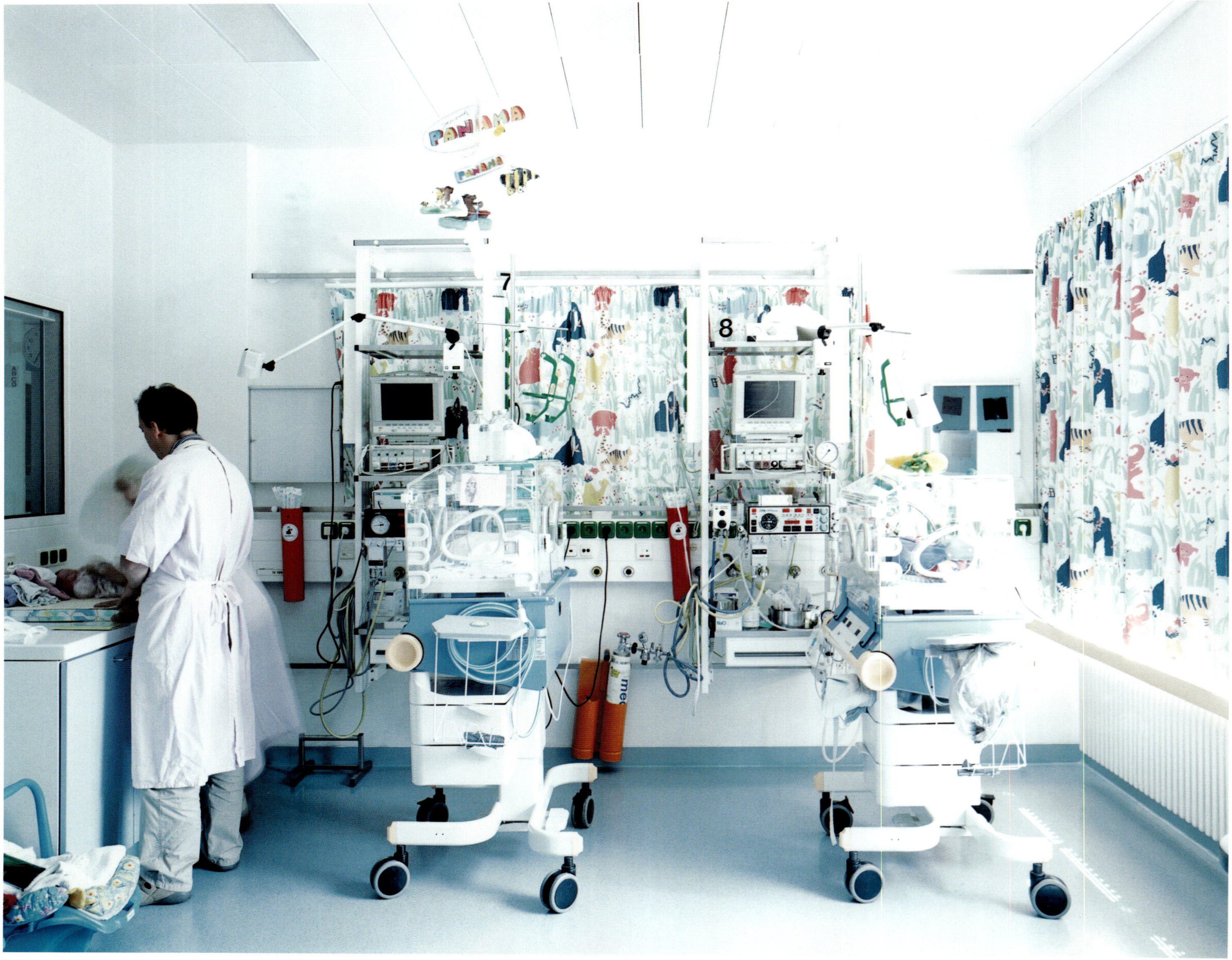
PANAMA
PANAMA
7
8

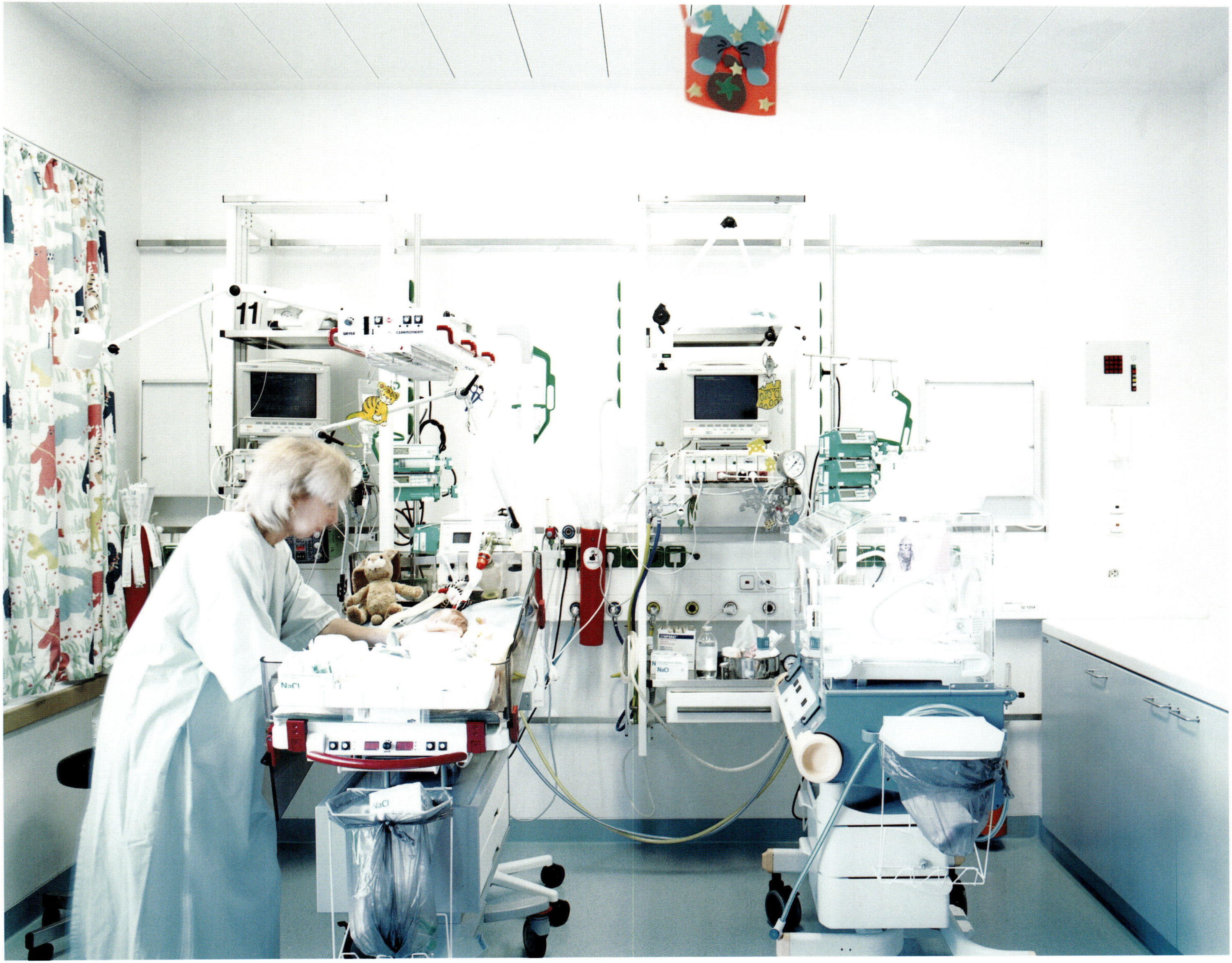

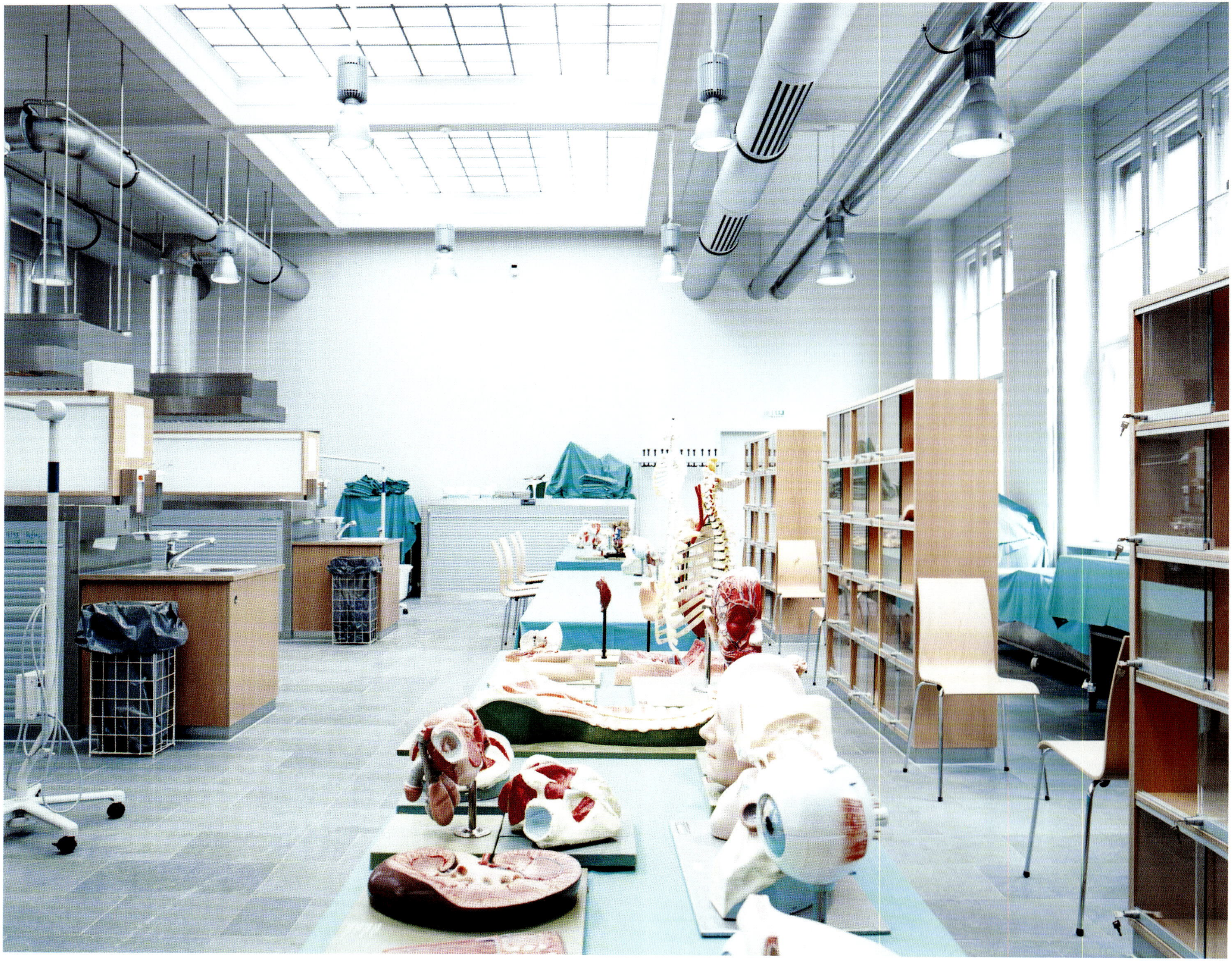

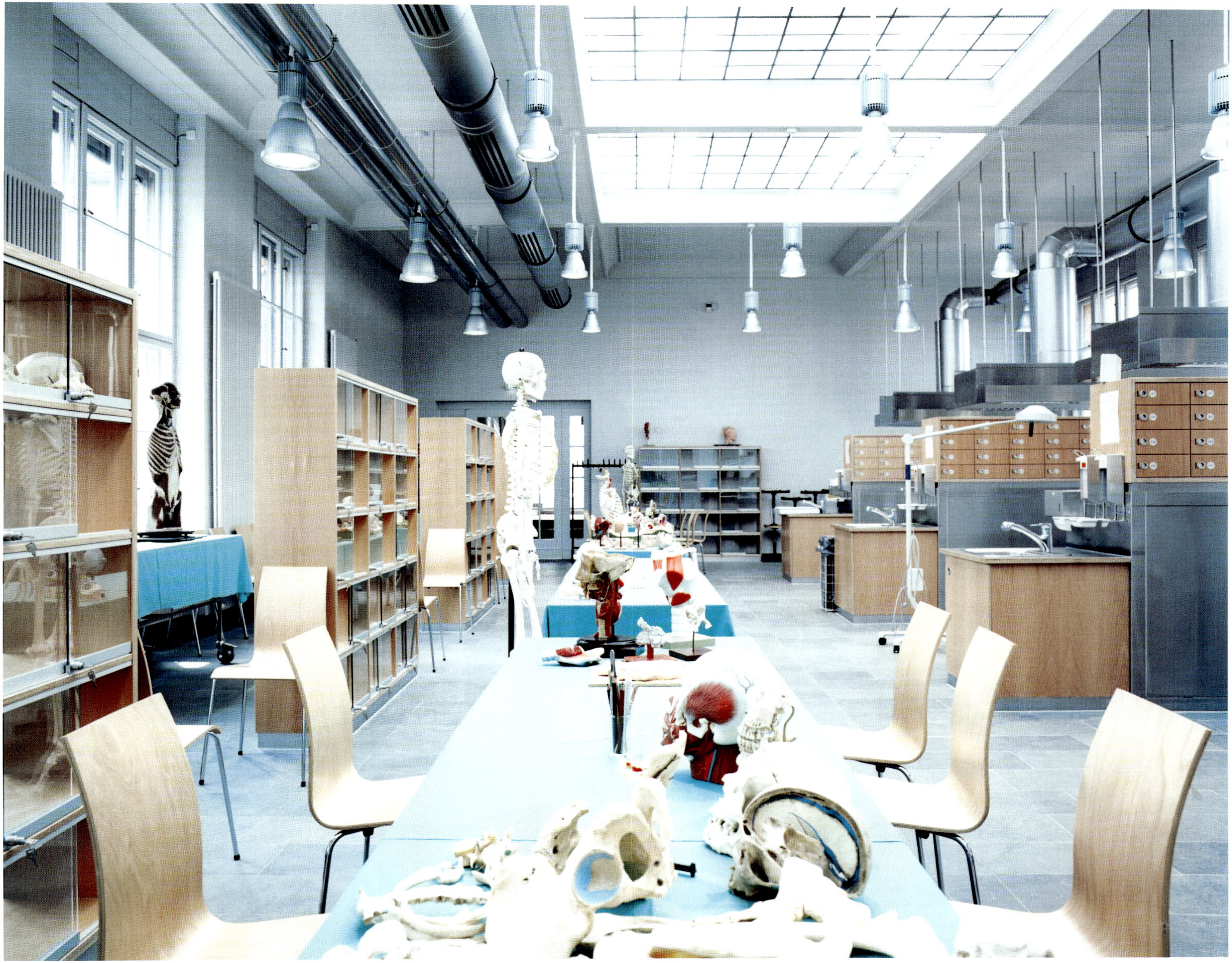

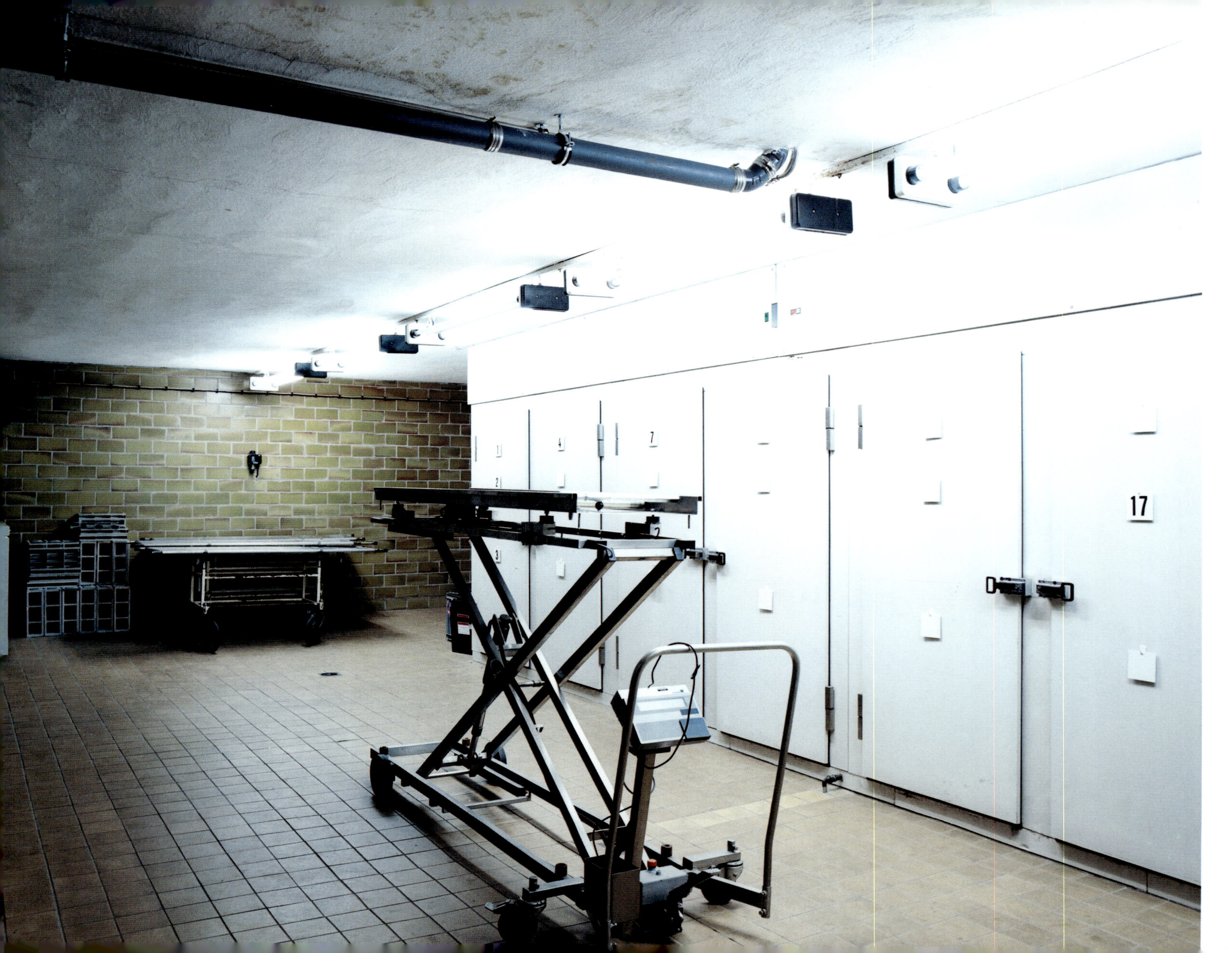
1
2
3
4
7
17

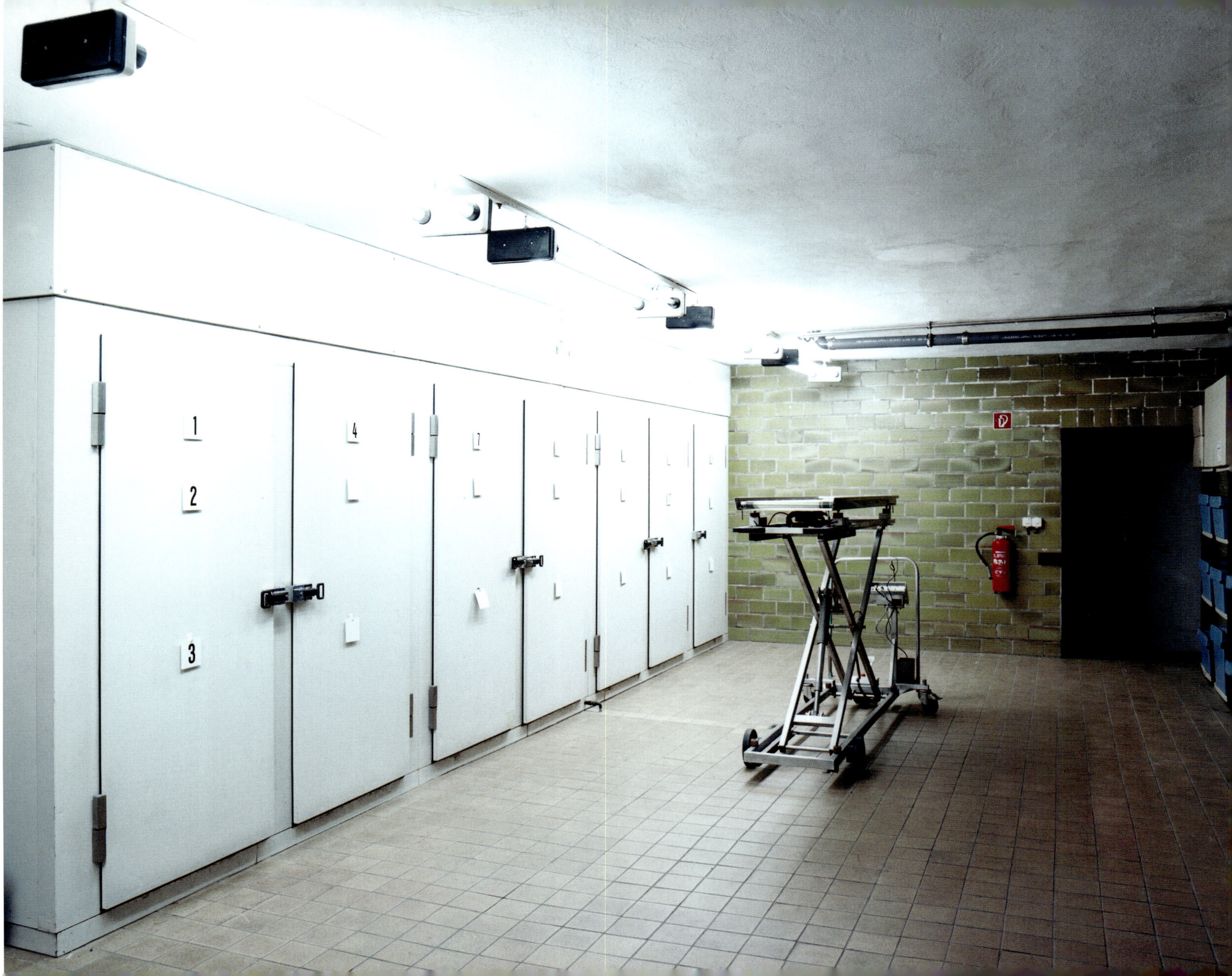
1
2
3
4

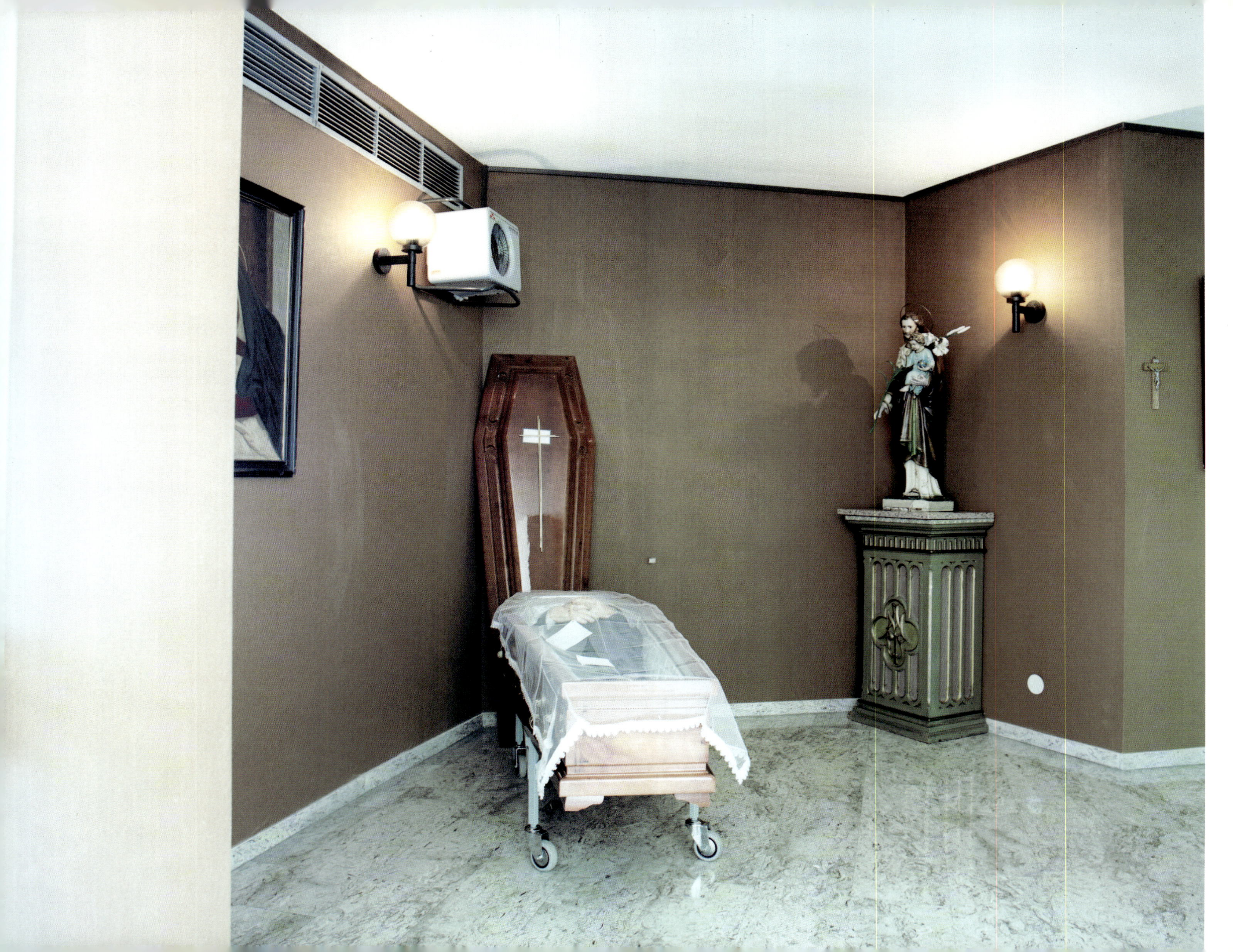

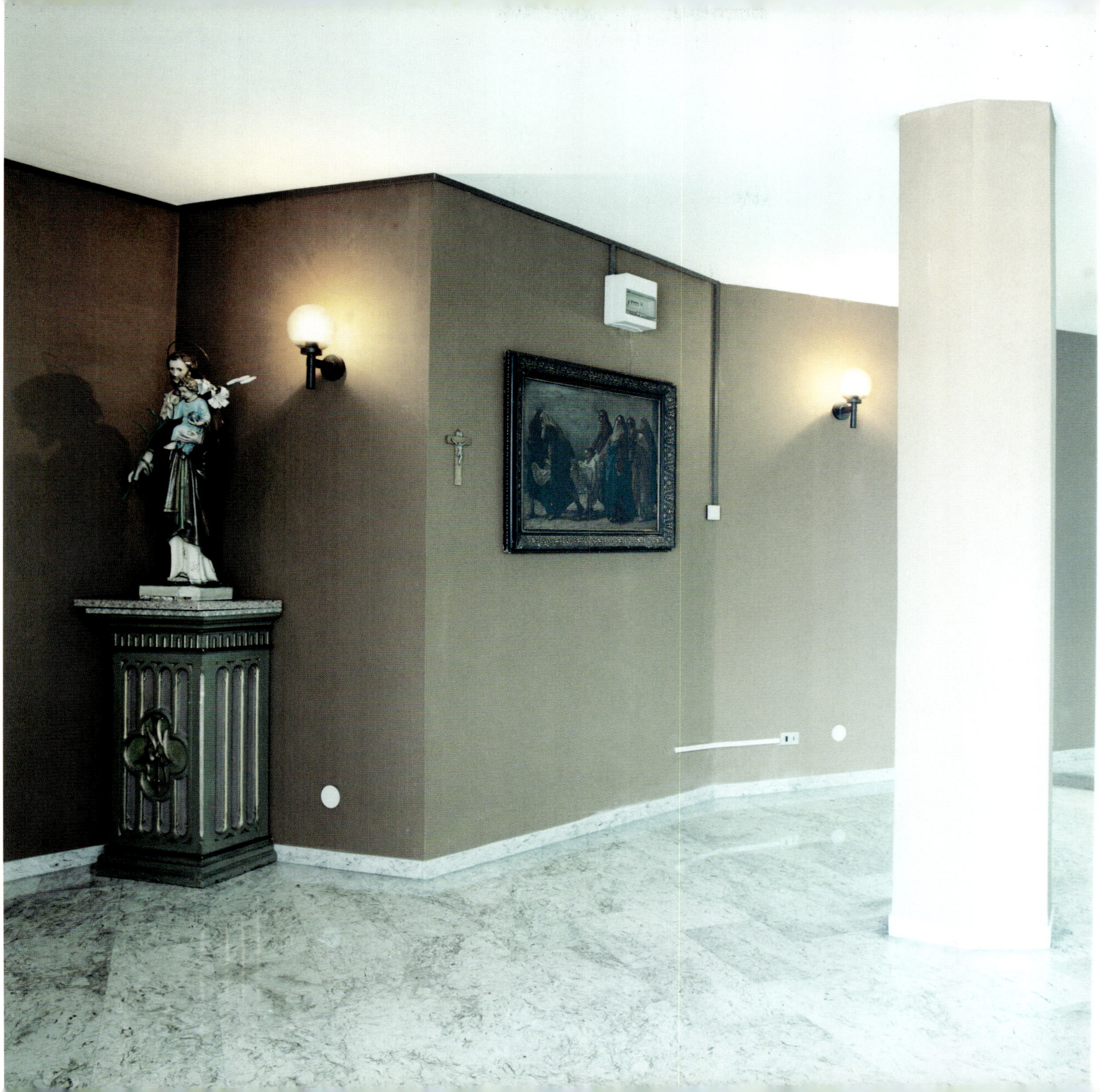

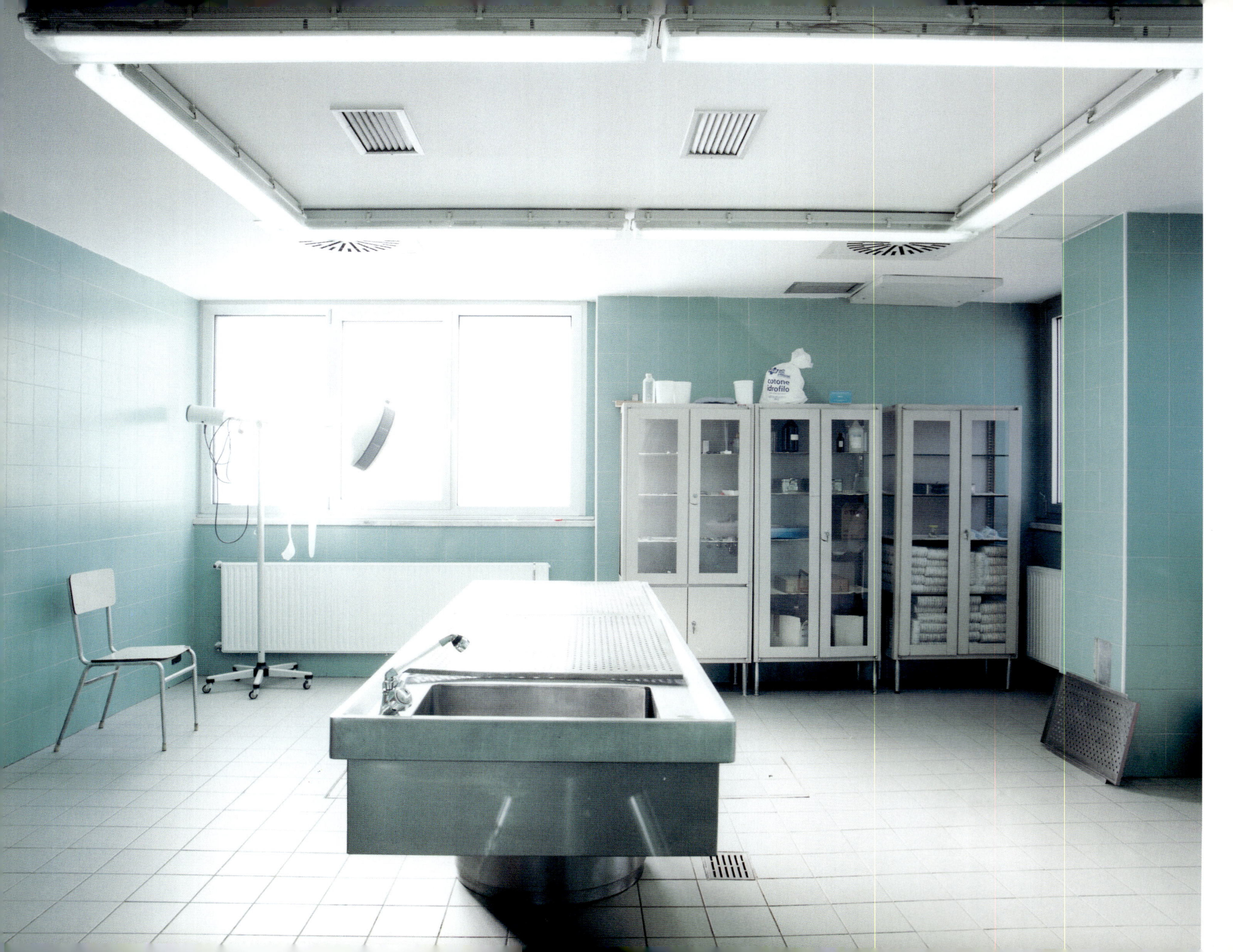
cotone
idrofilo

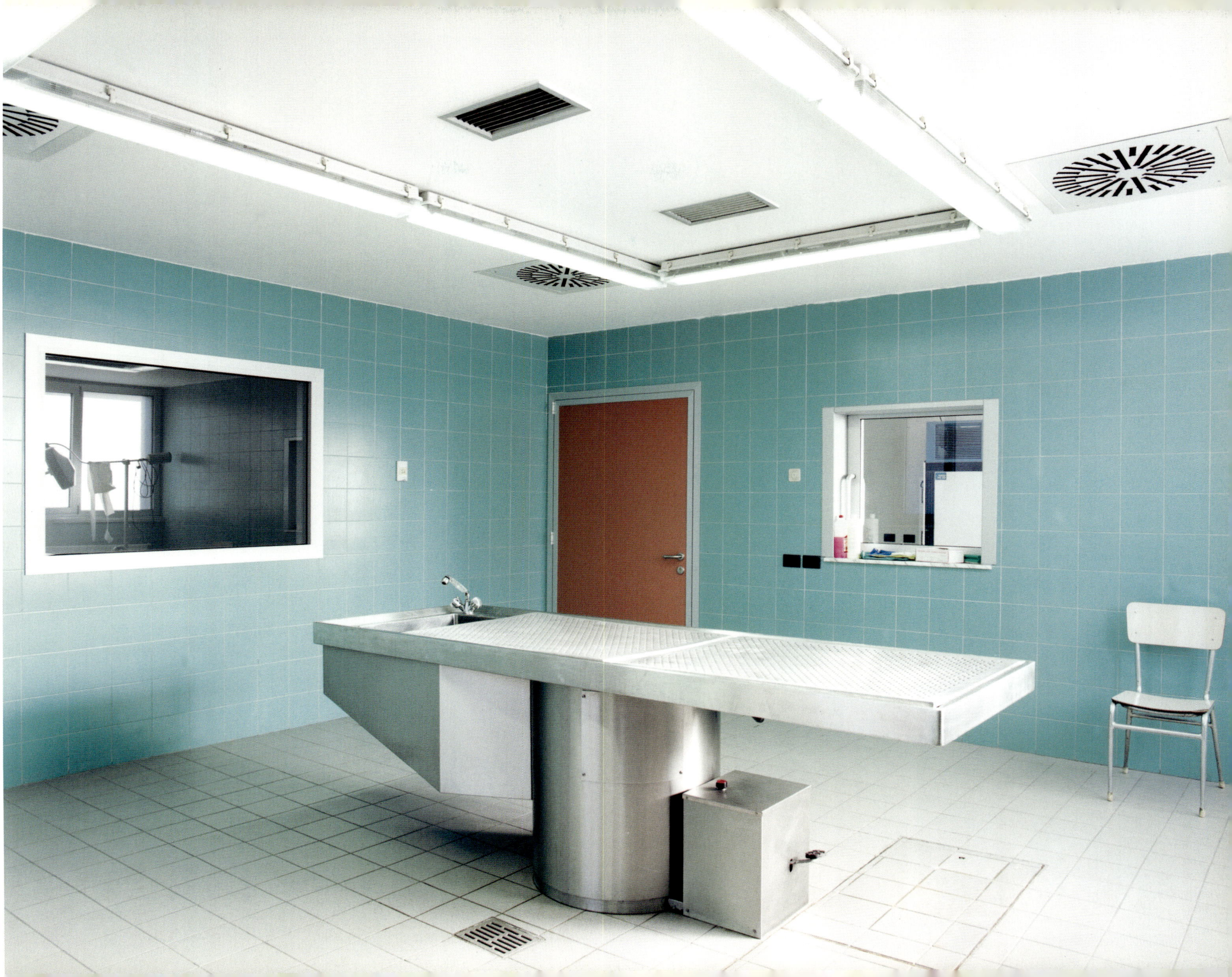

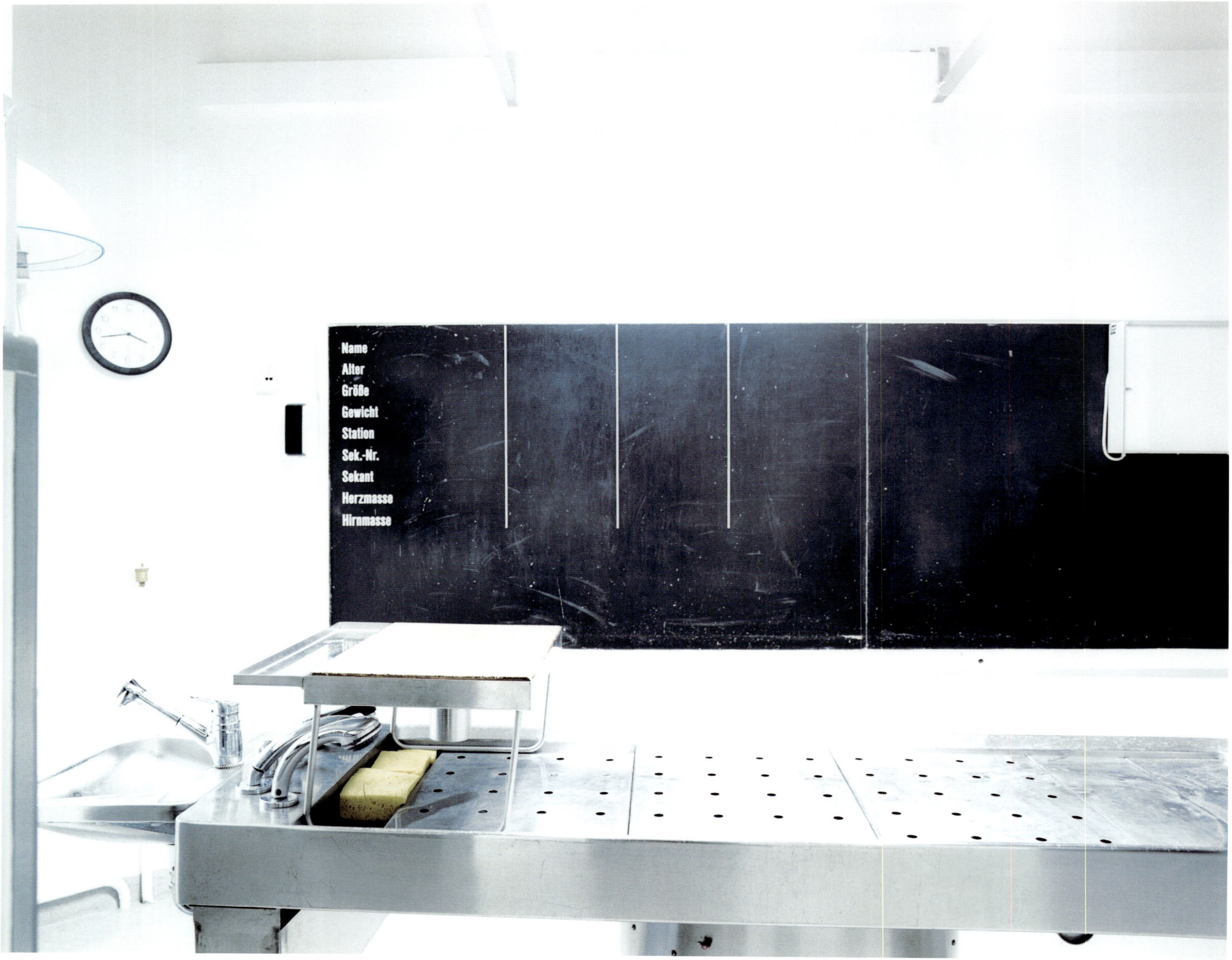
Name
Alter
Größe
Gewicht
Station
Sek.-Nr.
Sekant
Herzmasse
Hirnmasse

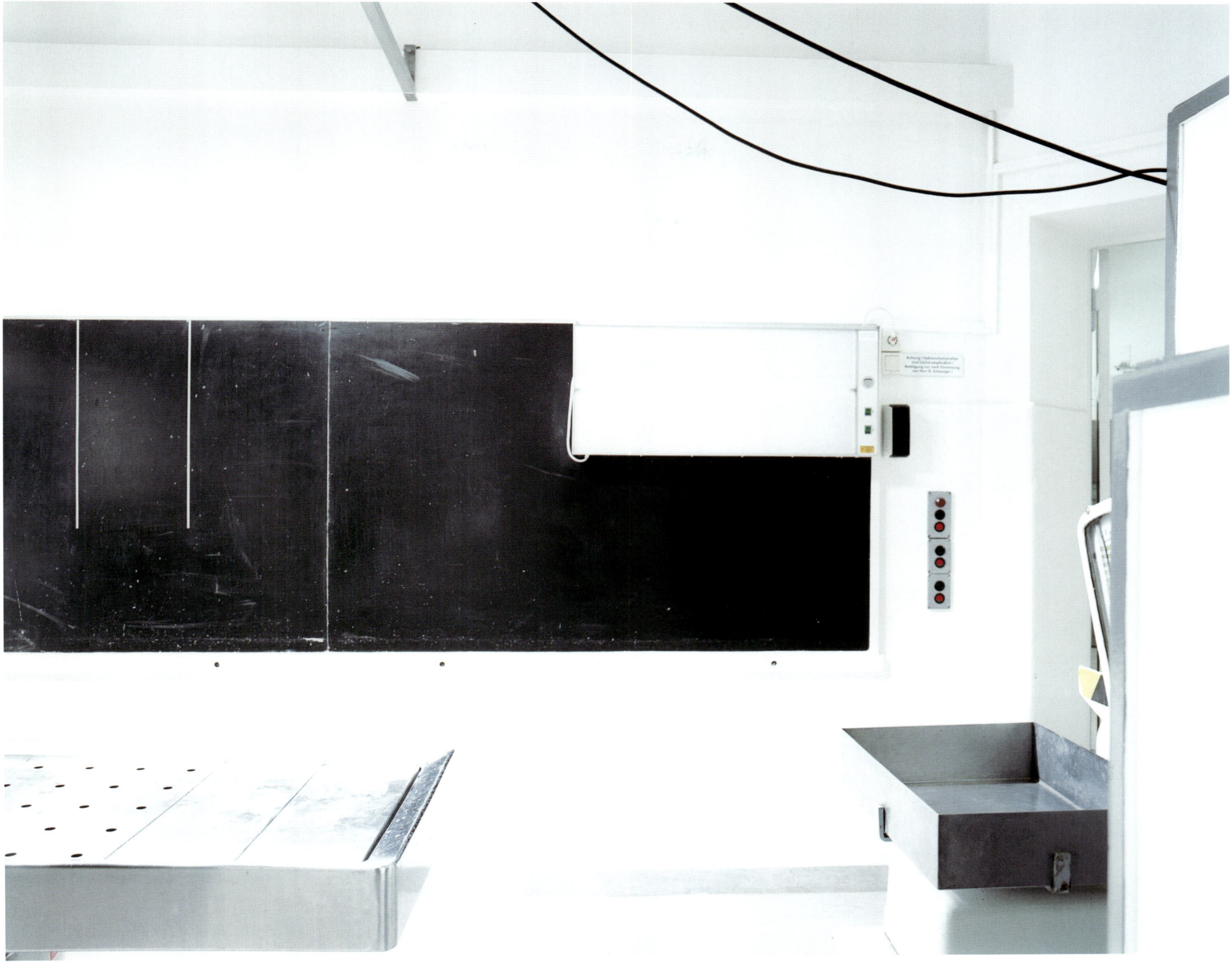

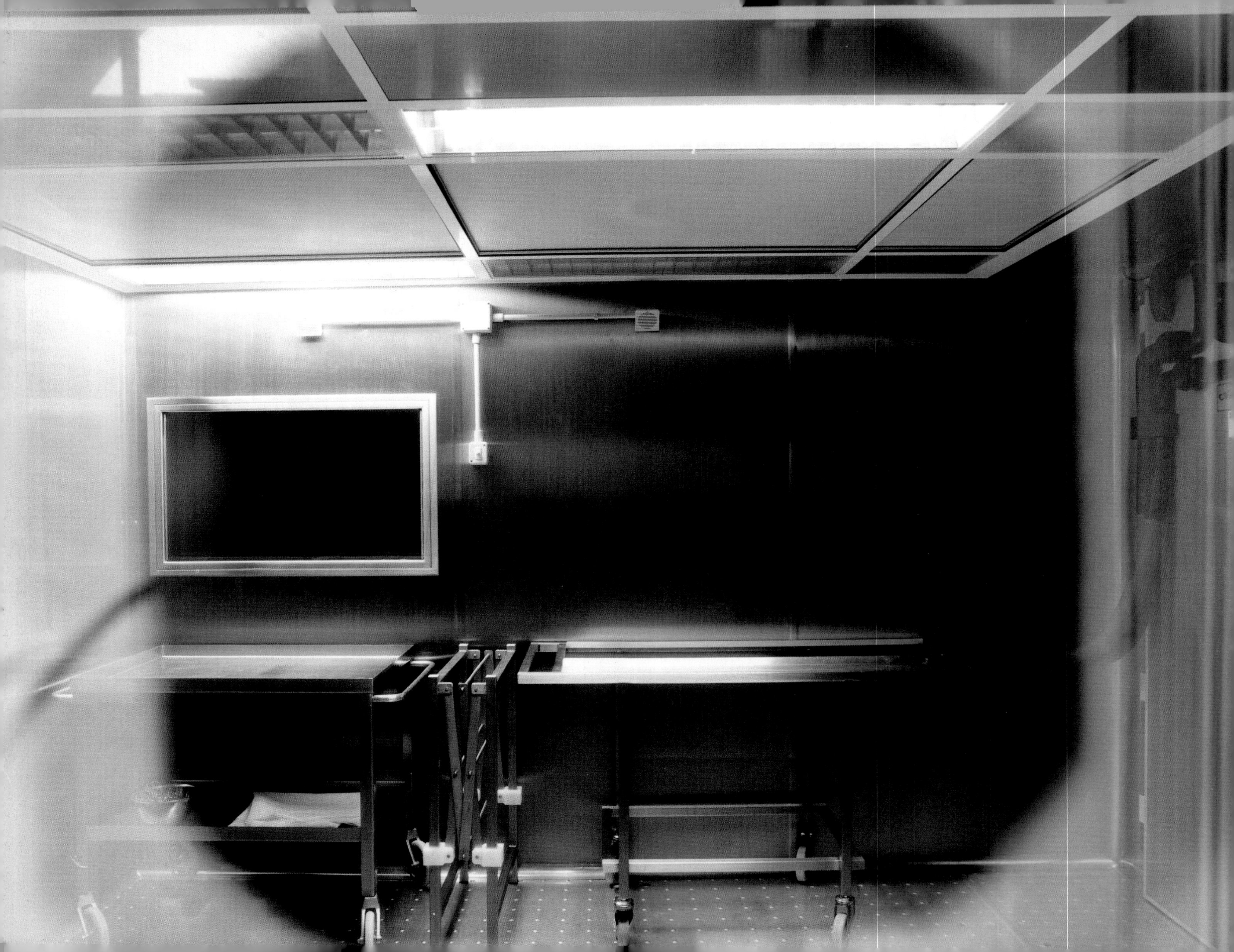

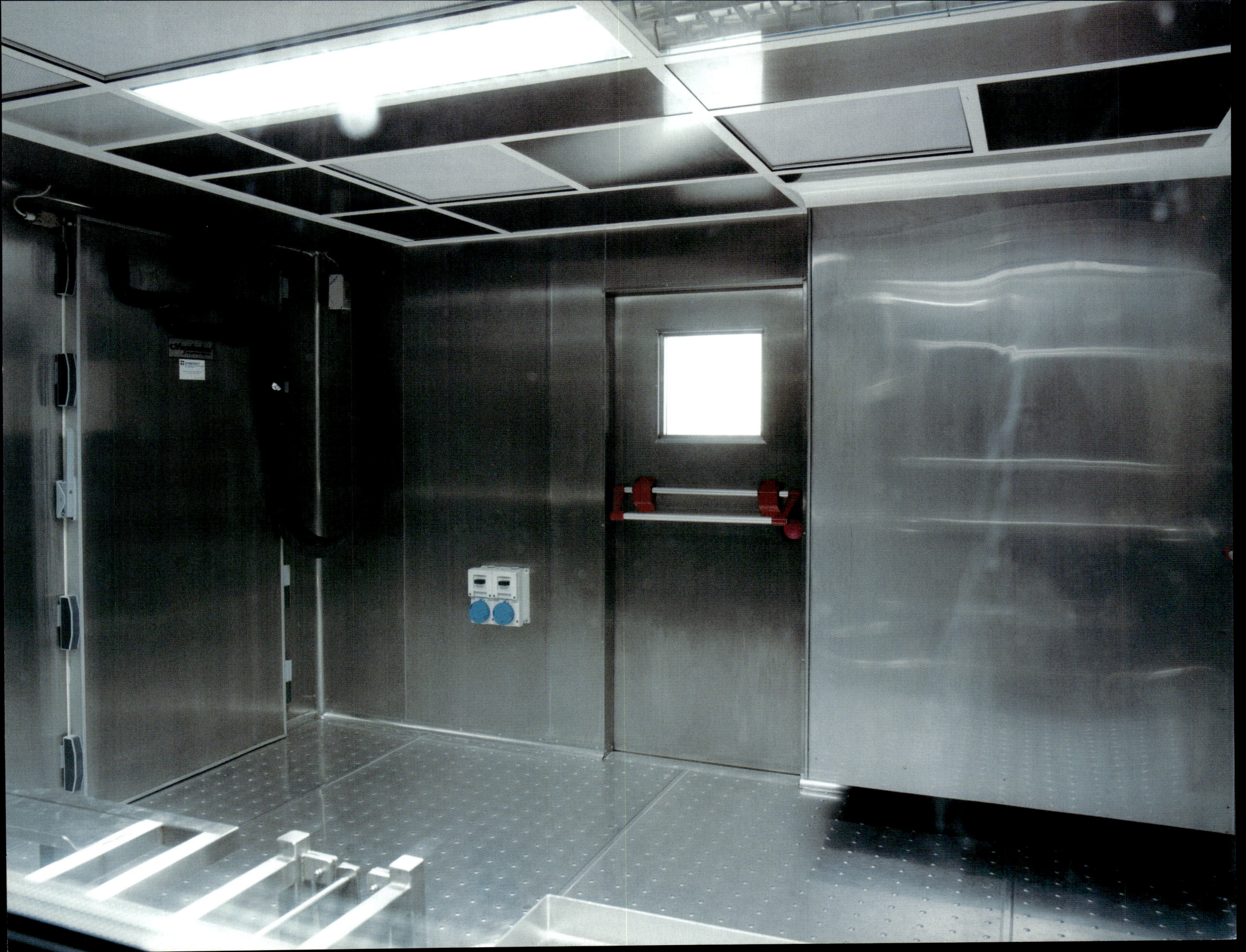

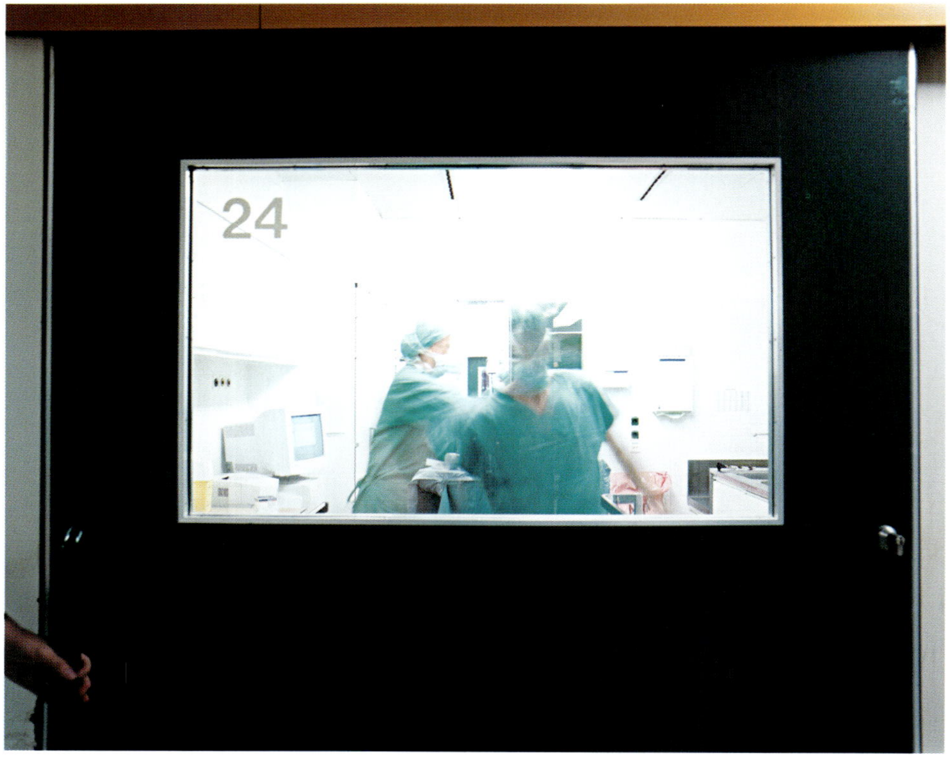
24

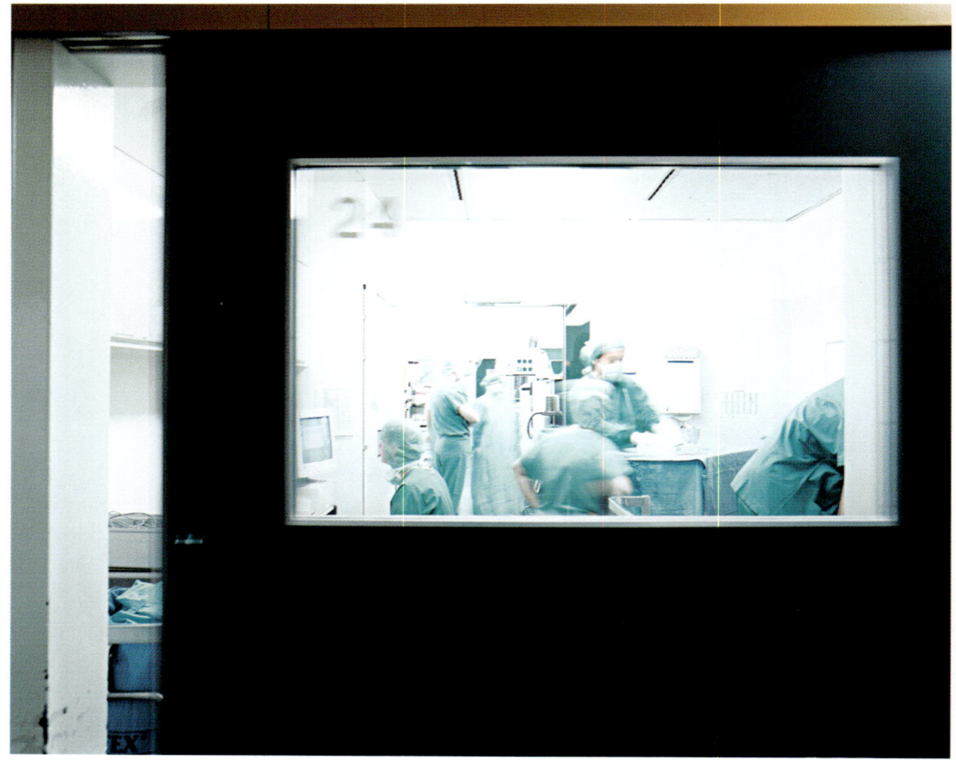

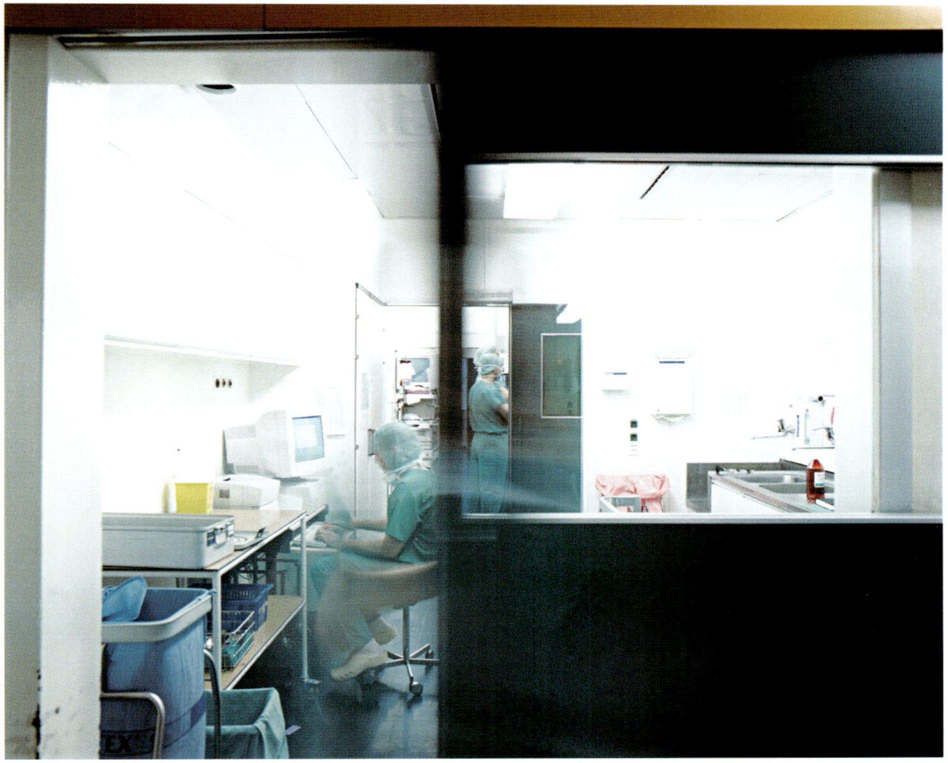

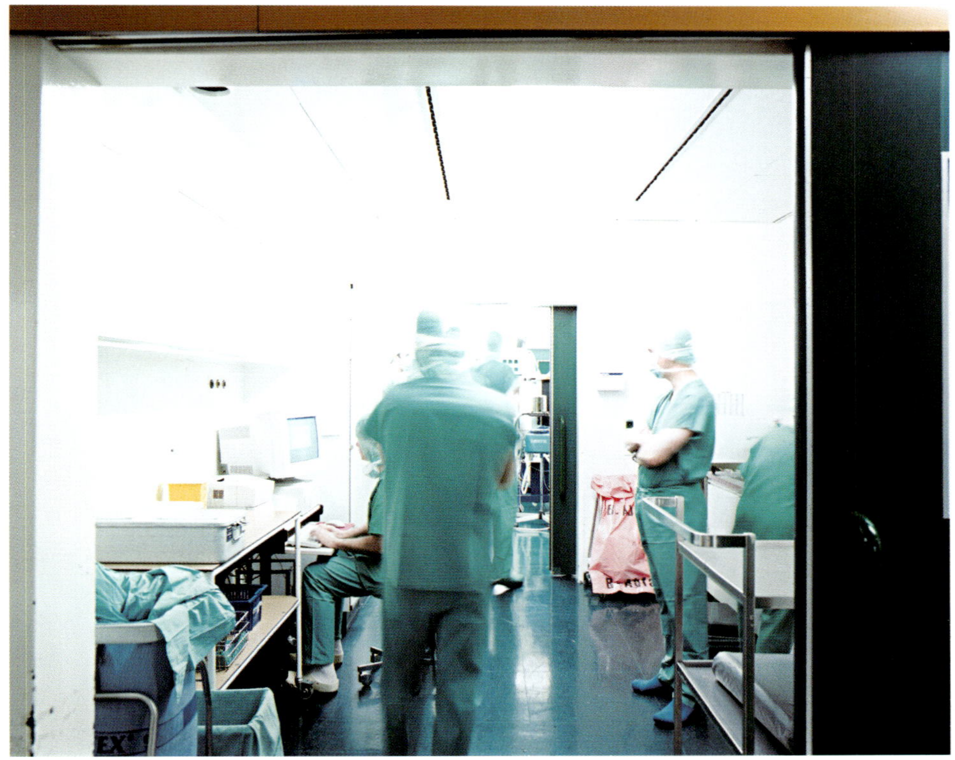

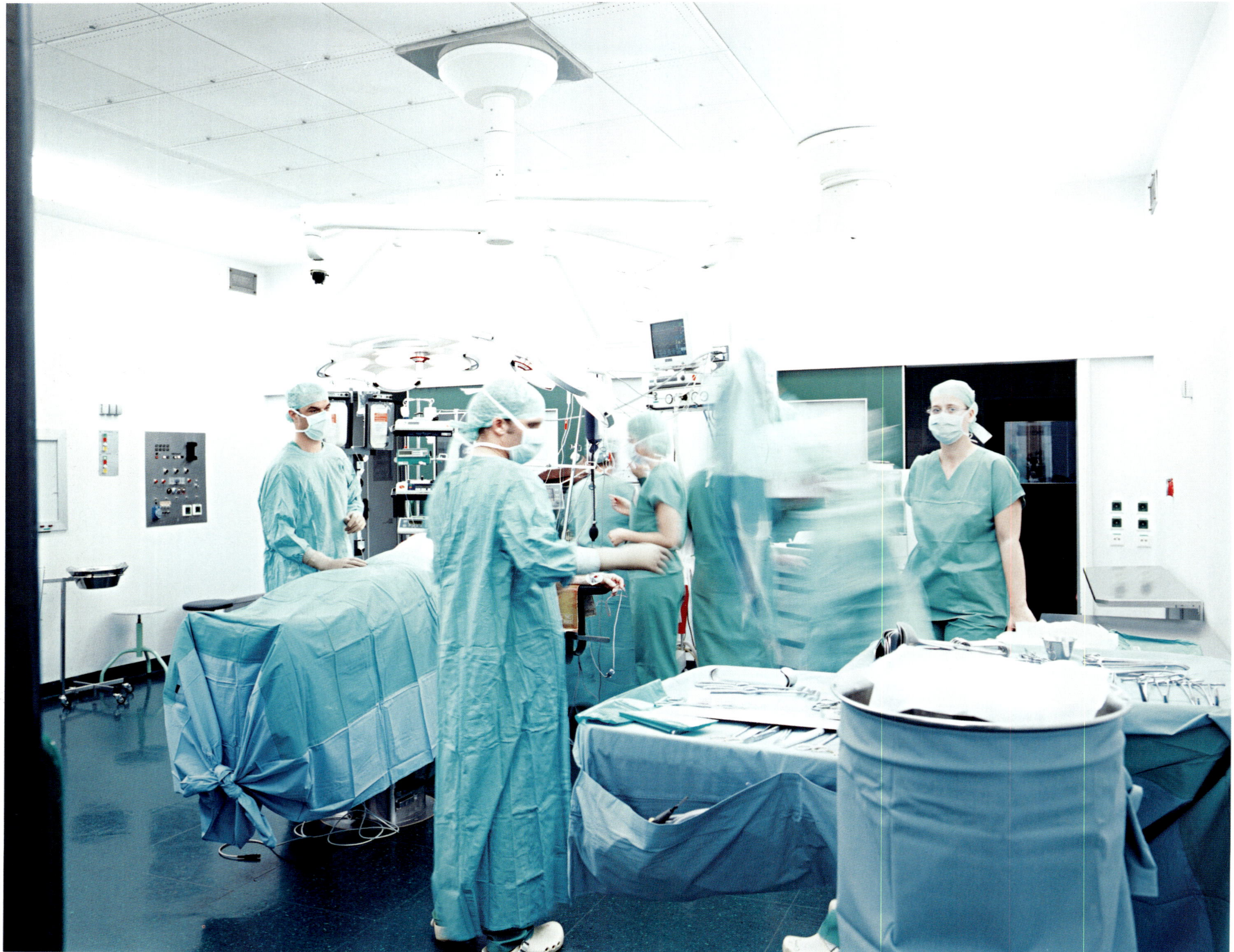

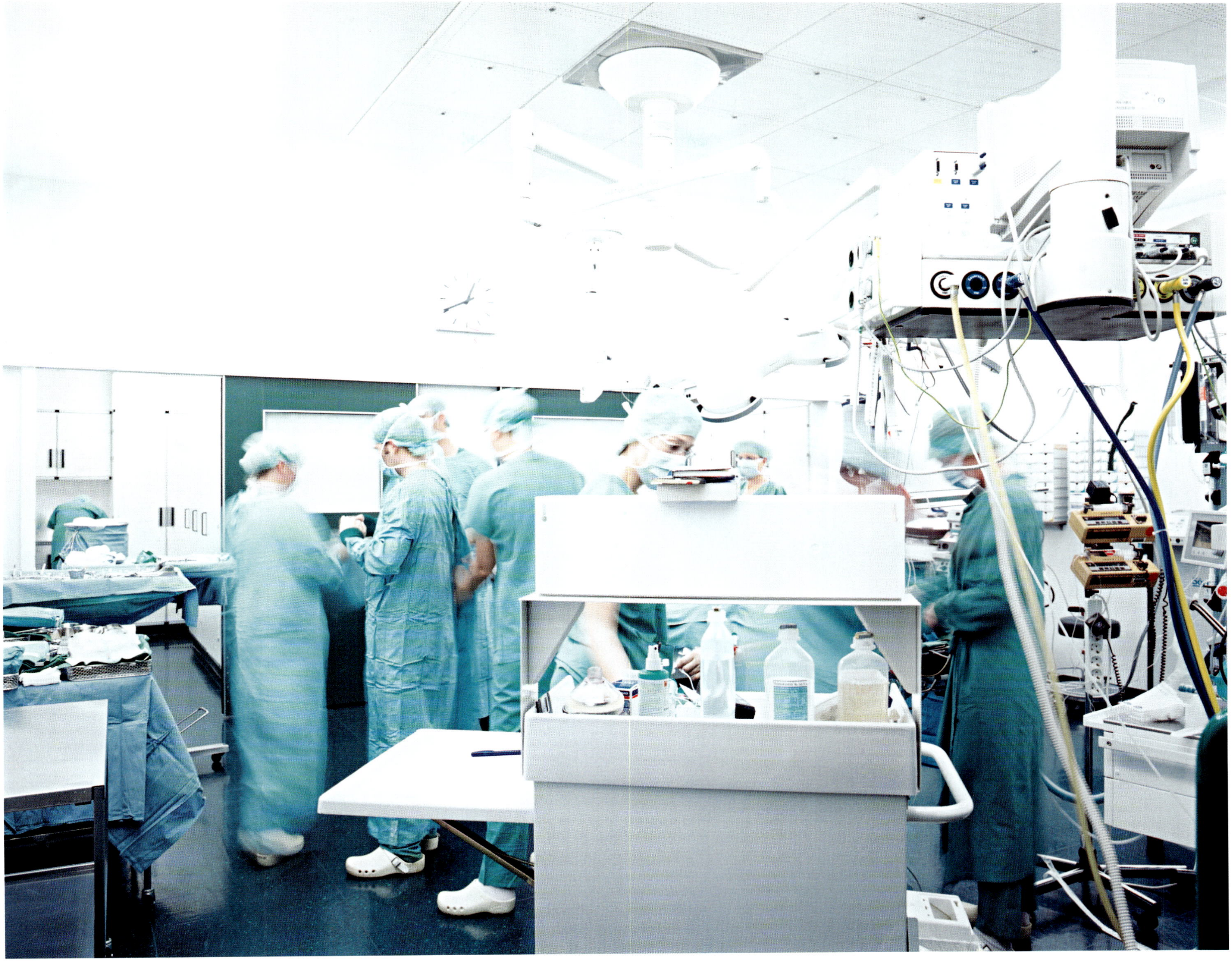

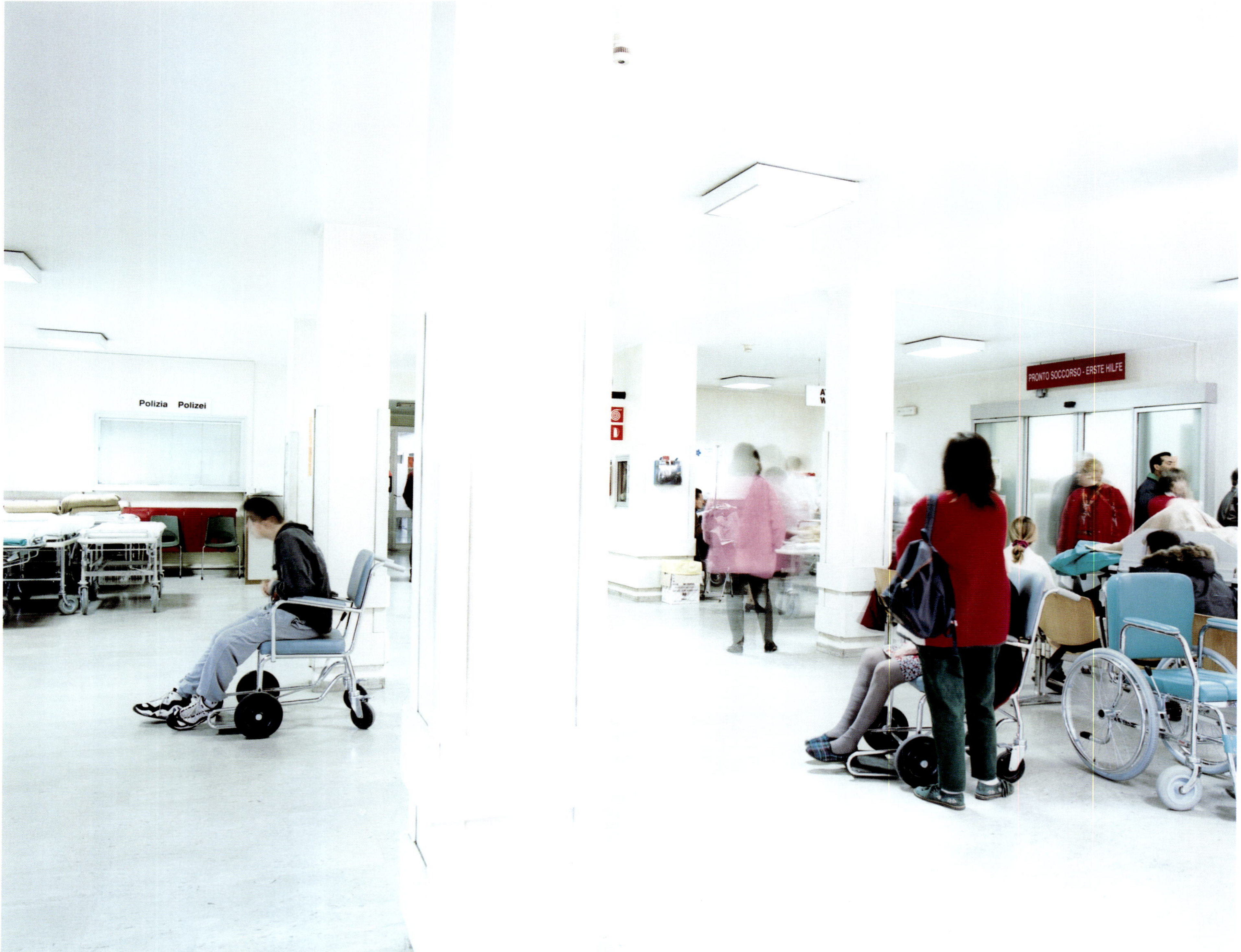
Polizia Polizei
PRONTO SOCCORSO - ERSTE HILFE

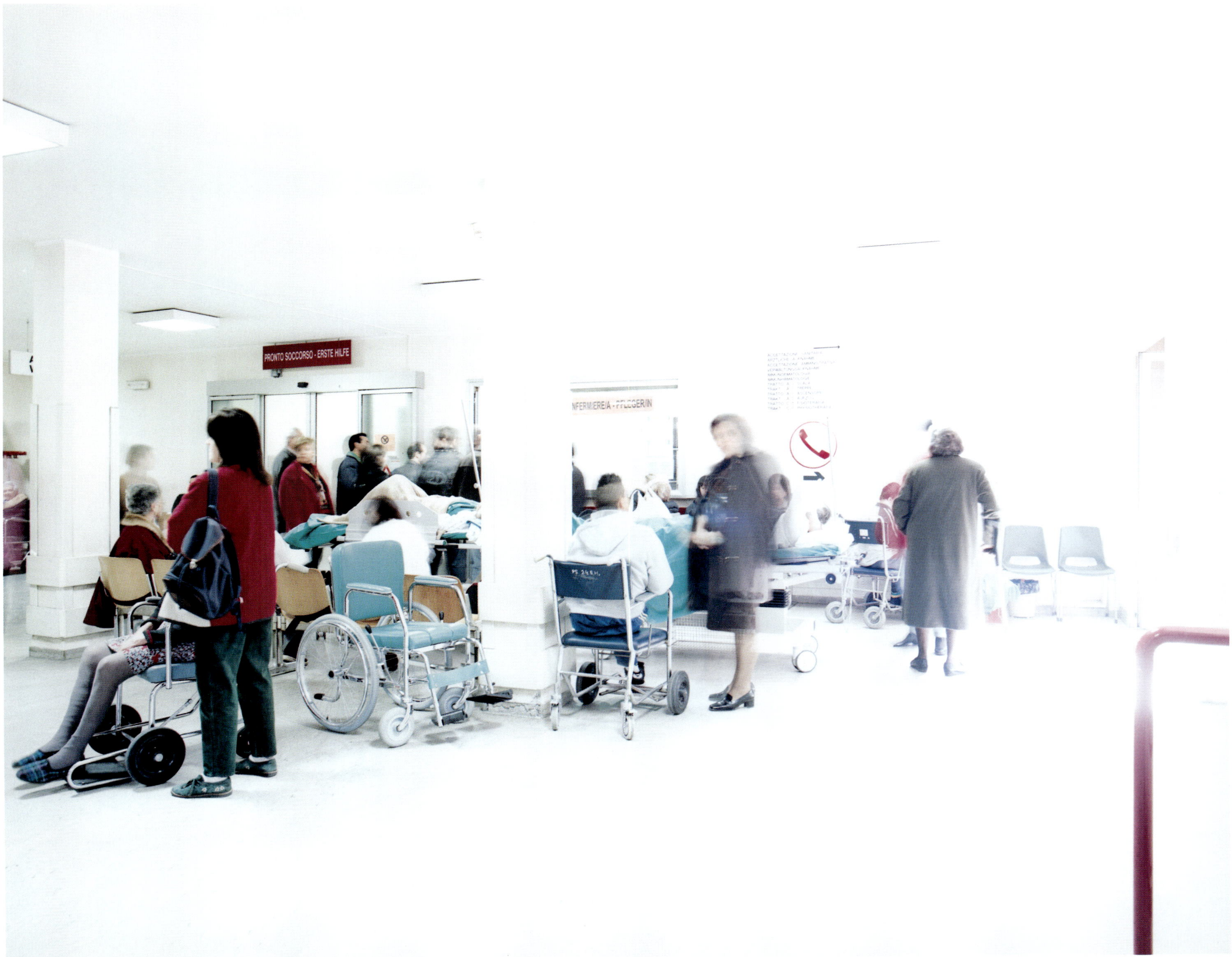
PRONTO SOCCORSO - ERSTE HILFE
NFERMIERE/A - PFLEGER/IN

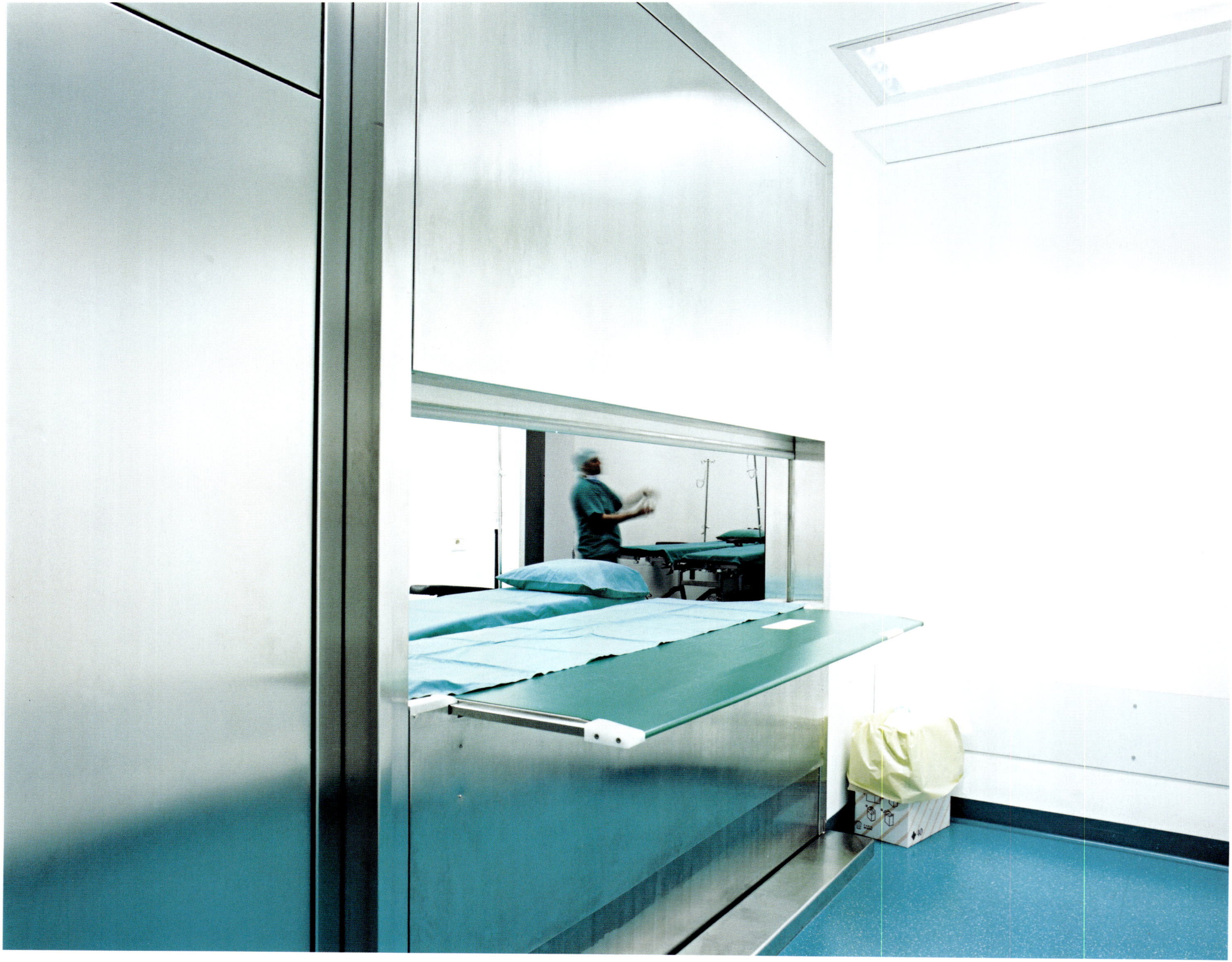

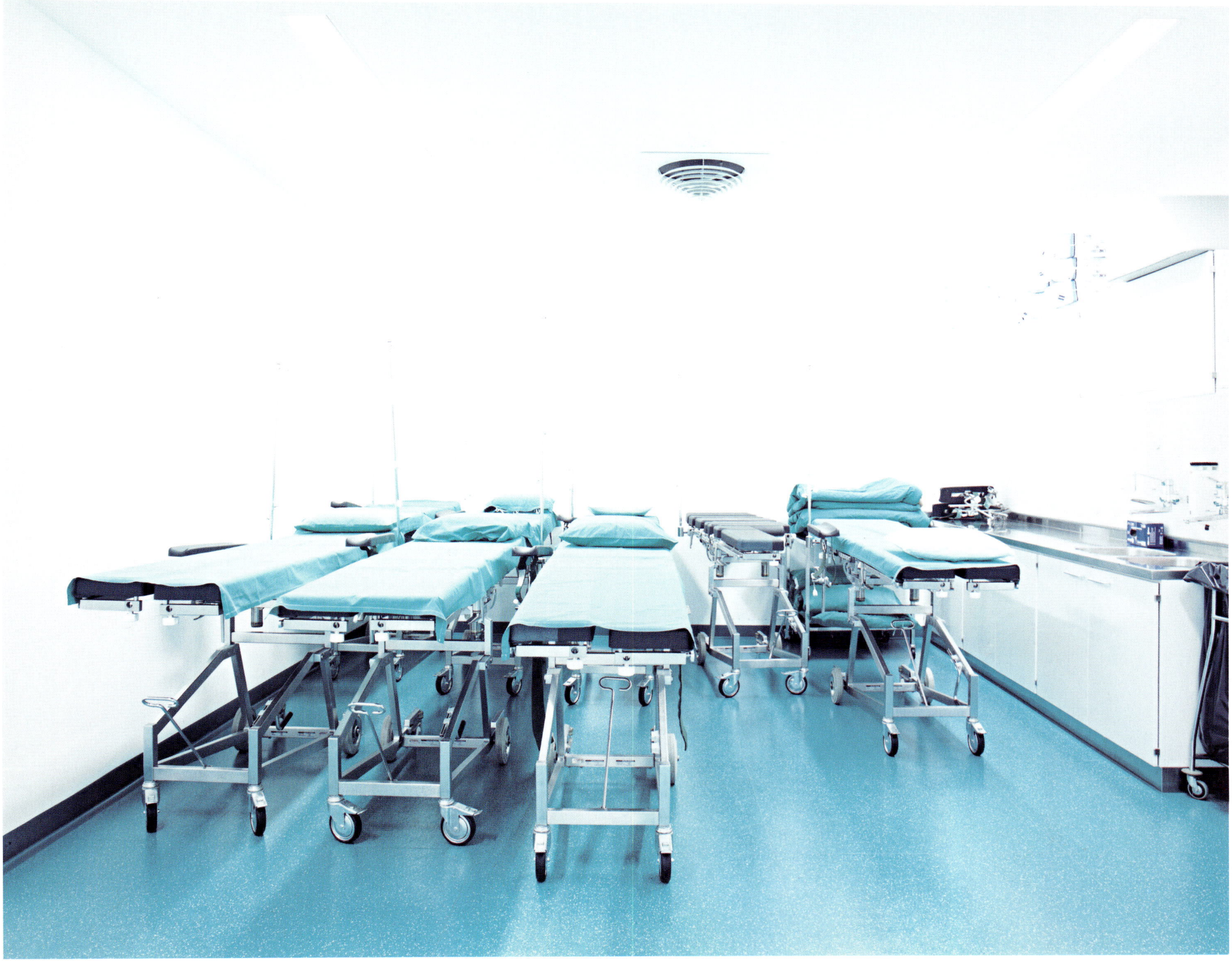

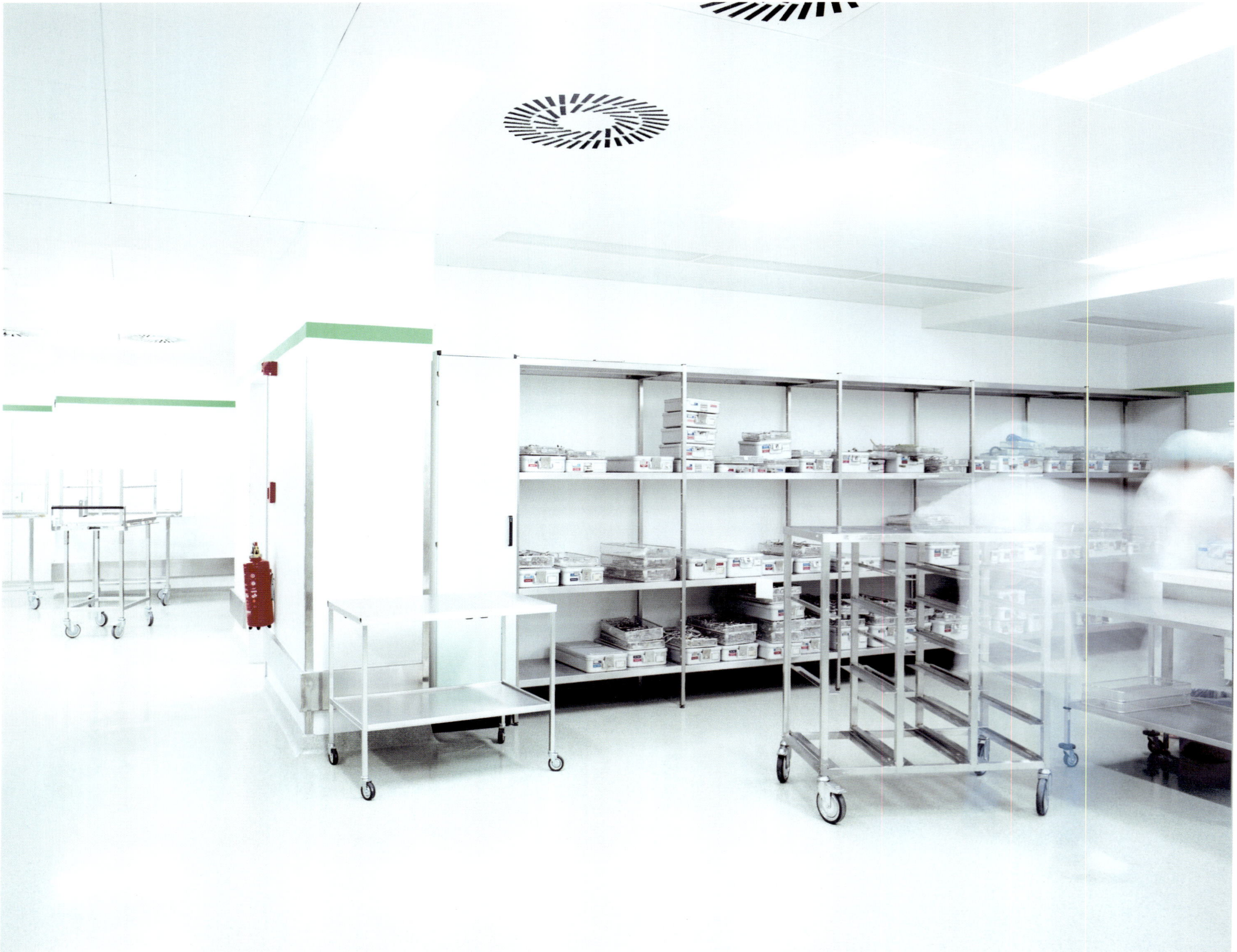

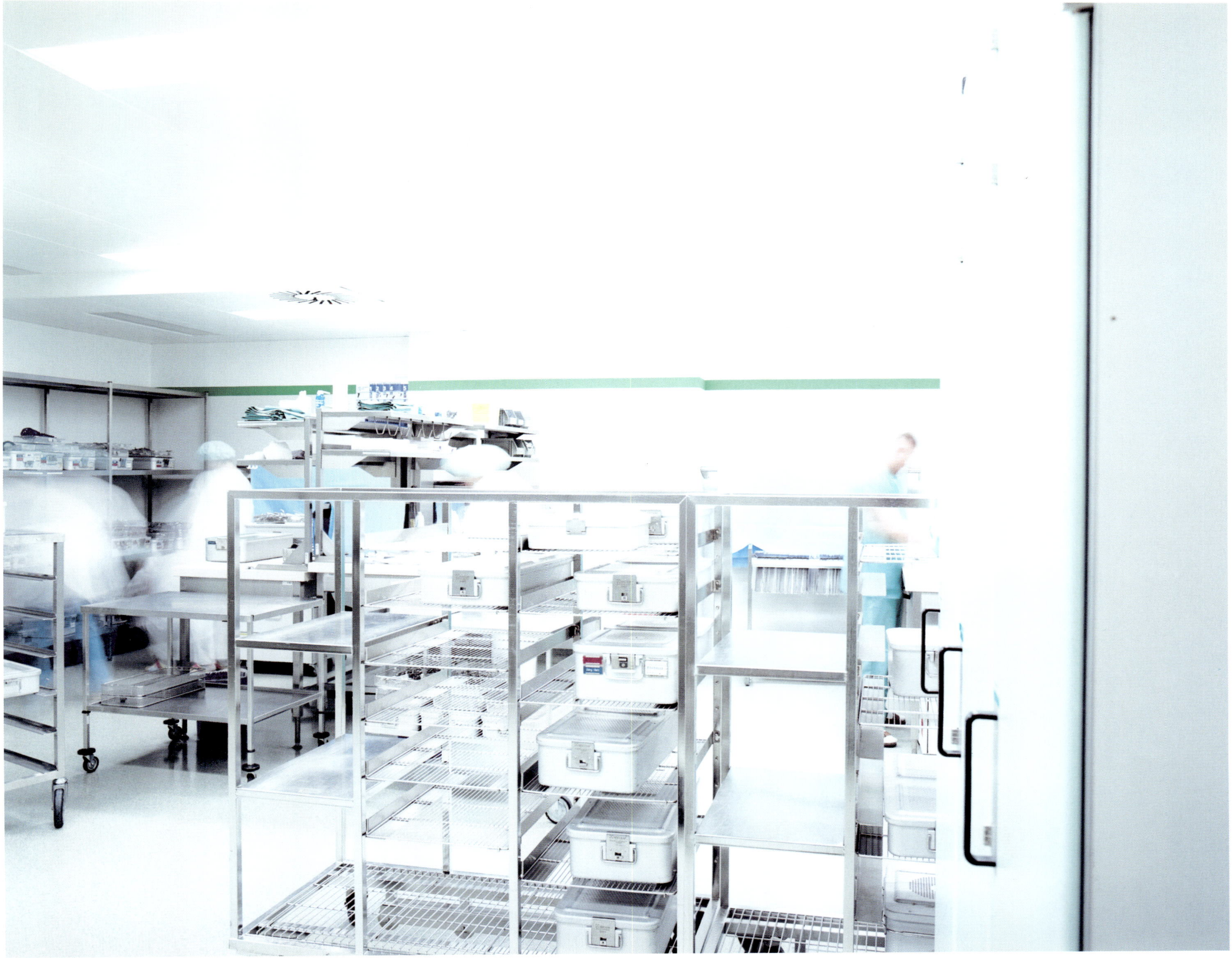

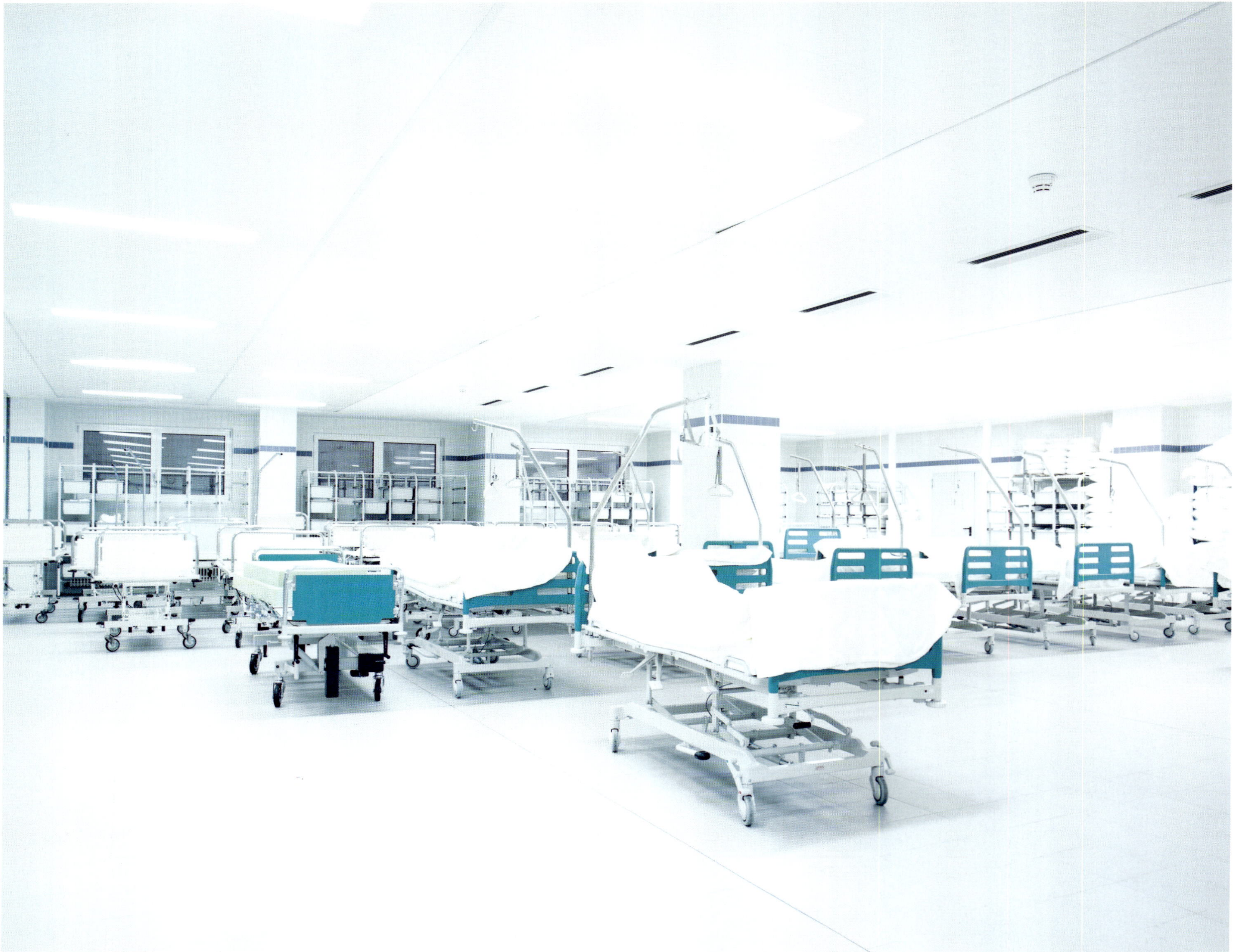

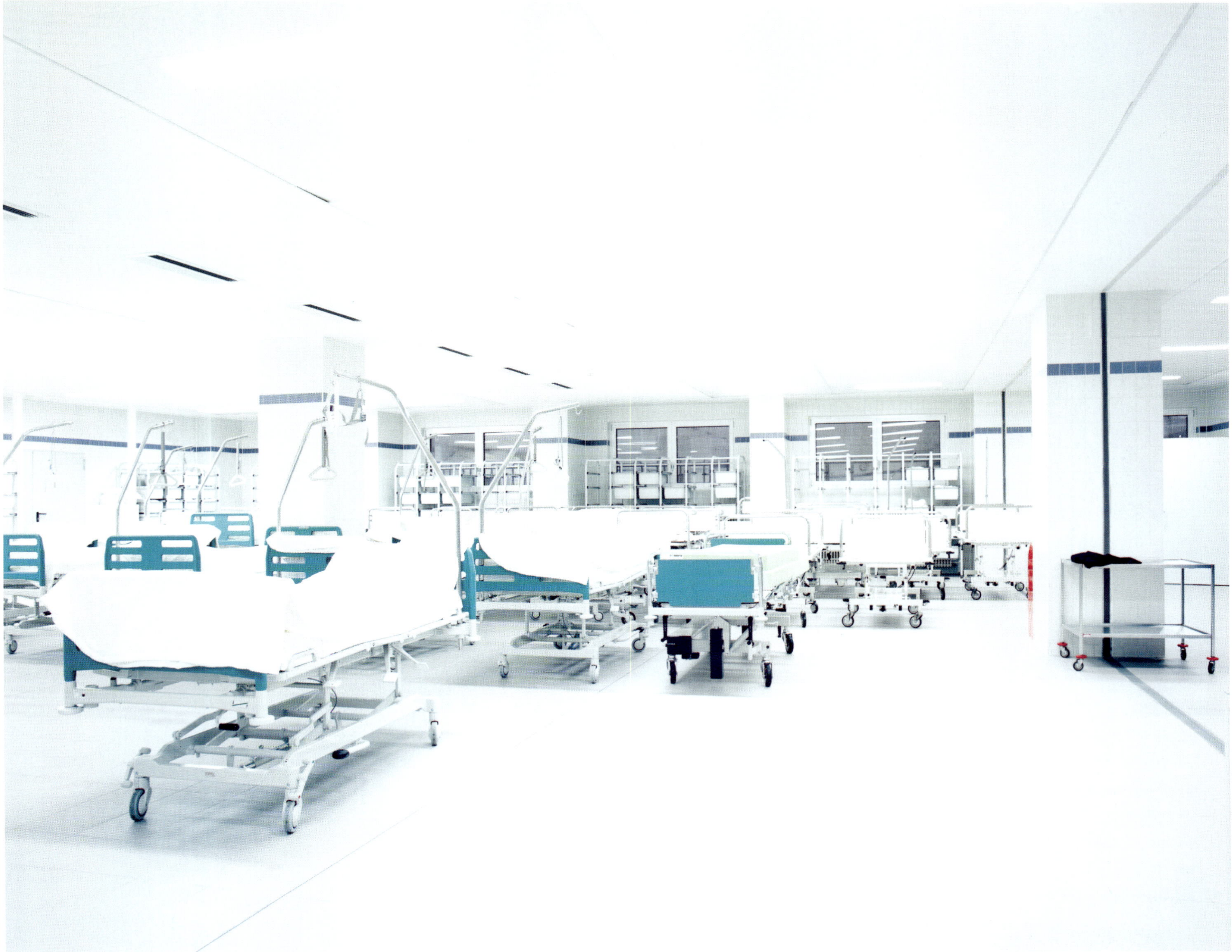

Die doppelten Böden der Verdrängung

Martin Prinzhorn

Mehr und mehr besetzt die Photographie in neuerer Zeit den Ort des traditionellen, gemalten Tafelbildes. Der repräsentationelle Gehalt wird dabei - ganz wie am Beginn der Moderne in der Malerei, nur hier mit photographischen bzw. digitalen Mitteln - so verändert, dass die Darstellung der Dreidimensionalität, Farbigkeit oder Bildauflösung zart gebrochen wird. Entscheidend dabei ist, dass die Photographie als ein Symbol des Triumphalen wirken darf – eine Position, die von der Malerei im Verlauf der Moderne aufgegeben werden musste.[1] Während die Malerei der Moderne in ihrer zeitlichen Entwicklung als ein nach vorne gerichteter, evolutionärer Prozess gesehen wurde, ist der gegenwärtigen Photographie auch die Ausrichtung nach hinten erlaubt, sie darf sozusagen nochmals da anfangen, wo die Malerei im neunzehnten Jahrhundert begonnen hat. Für die neuen Medien gilt aufgrund ihrer Neuheit immer eine Art bizarre Unschuldsvermutung, die aber nichts mit Inhalten zu tun hat. So haben sie die Möglichkeit, vergangene Fragestellungen der Kunst wieder aufzuwärmen. Photographie, Video, Performance greifen hier Fragen des menschlichen Körpers, des Portraits, des psychologisierten Raumes oft in einer Weise auf, die fast existentialistisch auf menschliche Wesenheit verweisen wollen.[2] Was mich hier für die weitere Diskussion interessiert, ist die Frage nach der Funktion dieser Rückkehr eines im westlichen Kunstkontext schon überwunden geglaubten Repräsentationalismus, wobei mir ein bloßer Verweis auf neokonservative Motive zu vereinfachend erscheint. Ich möchte die Diskussion vielmehr im Umfeld von Verdrängung und Erinnerung ansiedeln, da mir dort auch ein Schlüssel zu Walter Niedermayrs Arbeit zu liegen scheint.
In seinem Passagen-Werk hat sich Walter Benjamin ausführlich mit dem Verhältnis von Geschichte und Erinnerung auseinandergesetzt.
Im Abschnitt "Traumstadt, Zukunftsträume, anthropologischer Nihilismus" nimmt er in der Diskussion eine von Theodor Reik getroffene Unterscheidung zwischen Erinnerung und Gedächtnis an, mit der sich Verdrängen und Verarbeiten analysieren lässt.[3] Nach Reik ist die Funktion des Gedächtnisses der Schutz der Eindrücke, während die Erinnerung diese Eindrücke zersetzt. "Das Gedächtnis ist im Wesentlichen konservativ, die Erinnerung ist destruktiv."[4]
Hierauf baut Benjamin sodann seine Dialektik des Übergangs auf, die sich als Passage aus Bruch und Kontinuität, aus stillstehendem Moment und bewegter Entwicklung definiert und schließlich im Bild des Erwachens am deutlichsten festgemacht werden kann. "Es gibt Noch-nicht-bewußtes-Wissen vom Gewesenen, dessen Förderung die Struktur des Erwachens hat. [...] Die neue dialektische Methodik der Historik präsentiert sich als die Kunst, die Gegenwart als Wachwelt zu erfahren, auf die sich jener Traum, den wir Gewesenes nennen, in Wahrheit bezieht. Gewesenes in der Traumerinnerung durchzumachen! – Also: Erinnerung und Erwachen sind aufs engste verwandt. Erwachen ist nämlich die dialektische, kopernikanische Wendung des Eingedenkens."[5] Diese Dialektik ist nicht einfach als eine Zustandsänderung definierbar, sondern stellt eigene Räume oder Zonen dar (Zeitraum – Zeit-traum), die Schwellen und Übergänge unterscheidet Benjamin scharf von Grenzen. Dieses Gedankengerüst ist in erster Linie – den Intentionen Benjamins folgend – in der Architekturtheorie instrumentalisiert worden.[6] Eine Bestimmung des modernen Raums scheint ohne dieses Modell schwierig, wenn nicht unmöglich zu sein. Dieses Modell kann aber möglicherweise noch einen viel allgemeineren Beitrag zur künstlerischen Repräsentation leisten. Die Passage selbst darzustellen, in den Raum vorzudringen, der Bruch und Kontinuität gleichzeitig repräsentiert, das Verdrängte als noch nicht Bewusstes im Moment des Erwachens festzuhalten. Dies wäre grundsätzlich eine andere Strategie als die einfache Überschreitung

von Grenzen, nicht das Gewinnen von Neuland für die Kunst, indem neue Räume betreten und erobert werden, sondern indem der Raum der Erinnerung freigelegt wird. Die Repräsentation als solche gibt dann nicht mehr vor, eine Realität als etwas Einheitliches zu bedeuten, und in ihrer Nicht-Einheitlichkeit kann sie nicht Projektionsfläche sein. Die Verschiedenheit der Aspekte von Gedächtnis und Erinnerung erzeugt in ihrer Gleichzeitigkeit eine Spannung, Tatsachen werden freigelegt und nicht Projektionen durch einfache Abbildung manifestiert.

Schon bei einem ersten Betrachten der Photoarbeiten Walter Niedermayrs stellt sich ein teilweise ähnlicher Effekt wie beim morgendlichen Augenaufschlag ein: Das Bild ist nicht unmittelbar präsent, es setzt sich erst vor unseren Augen zusammen, allerdings ohne dabei wirklich zu einem Endpunkt zu gelangen. Es oszilliert zwischen fragmentarischen Mustern und einer Gesamtheit. "Reservate des Augenblicks" hat Niedermayr eine Serie von Bergbildern genannt, der scheinbare Widerspruch im Titel kann schon als Spielart der oben genannten Dialektik verstanden werden. Permanenter Raum, der nicht-permanente Zeit ist oder besser, vergängliche Zeit, die fest mit einem Ort verbunden ist. Die Unterbelichtung bei der Ausarbeitung der Photographien gibt ganz direkt die Erfahrung des Aufwachens wieder, jenen Moment, wenn unser in der Dunkelheit ruhendes Auge plötzlich wieder dem Licht ausgesetzt ist und die Schemen noch nicht zu einer Bedeutung zusammensetzen kann. Ein anderer Effekt der Unterbelichtung ist der eines groben Filters: Da man keine Übergänge wahrnehmen kann, entsteht zunächst kein Eindruck von Objekten, sondern von Umrissen und Mustern. Die Bilder werden vor unseren Augen niemals zu festen Eindrücken. Obwohl sie sich außerhalb unseres Geistes befinden, scheinen sie doch viel mehr von der Flüchtigkeit und Biegsamkeit mentaler Bilder an sich zu haben. Speziell die Schneelandschaften haben in ihrer Helligkeit etwas Brennendes an sich, das sich in uns festsetzen will, aber im nächsten Moment wieder entschwunden ist. Der Fluss zwischen Bild und aufgelöstem Muster setzt sich auch inhaltlich fort. Niedermayrs Motive sind niemals bloße Natur, es gibt immer menschliche Eingriffe: Gebäude, Liftmasten oder Menschen selbst. Diese Motive wirken in den Bildern niemals als Teil des Gesamtbildes, irgendwie schweben sie über der Landschaft und sind nicht in ihr verankert. Es sind immer zwei Bilder, die eine Vereinigung schlussendlich verweigern.

Das hier veröffentlichte Projekt scheint zunächst völlig verschieden von den Bergbildern zu sein. Innenräume von Krankenhäusern, aus kanonischen Perspektiven betrachtet, den Blick nicht auf irgendwelche Abläufe oder Menschen gerichtet, sondern fast maschinenartig auf die Räume. Die Räume selbst bekommen so den Charakter von Montagehallen, Menschen erscheinen eher zufällig in ihnen. Die kühlen Farben strahlen eine Unheimlichkeit aus, wie sie oft bei einem zweiten Blick auf Räume der Moderne entsteht. Ähnlich wie bei den Bergbildern fragmentiert und vergröbert die Unterbelichtung das Gesamtbild. Menschen, Stühle oder Stofftiere werden so als isolierte Gegenstände betont und bekommen in ihrer Einsamkeit etwas unendlich Trauriges. Höchstens Teile menschlicher Körper ragen ins Bild und der Rest ist irgendwie nicht rekonstruierbar. Die Toten auf einigen Bildern haben nichts Schockierendes an sich, da man sie in ihrem synthetischen Kontext gar nicht mit einer Geschichte oder einem vorangegangenen Leben verbindet. Die Beklemmung scheint überall zu entstehen und lässt sich nicht an bestimmten Inhalten festmachen. Landschaften und Räume haben in der Kunst immer eine Projektionsfunktion und transportieren Sehnsüchte und sind so die Orte der Regression. Jegliche Raumphantasie, die für Theoretiker von Schmarsow bis Benjamin ein so wichtiges Moment in der Raumgestaltung ist, scheint hier versiegt zu sein.[7] Es gibt keine Projektionsflächen mehr, nur eine seelenlose Künstlichkeit, ein Labor, das sich selbst zu steuern scheint. Die wenigen Gegenstände, die etwas Menschenhaftes transportieren sollen, haben genau den umgekehrten Effekt und machen die Leere noch sichtbarer. Die Entfremdung der Räume hat nichts Triumphales der frühen Moderne an sich, die Kälte wird von einer reinen Zweckhaftigkeit erzeugt, in einer unheimlichen Stille werden die Wartungsarbeiten an zu Maschinen gewordenen Menschen durchgeführt. In einem

Bereich der ideenlosen Architektur gibt es nur mehr Funktion. Niedermayr präsentiert die meisten Arbeiten als Serien und setzt sich damit ganz bewusst von einer Photographie ab, die das Tafelbild simulieren will. Die technische Reproduzierbarkeit wird offen dargelegt, das Medium selbst bekommt so etwas Maschinenhaftes und Bedrohliches. Die Bilder tragen das Wissen in sich, dass sie keine einfache Wirklichkeit sind, die wir mit unserer Phantasie besetzen können.

Die Kunstgeschichte bemüht immer wieder die Metapher vom Bild als "Fenster zur Welt", aus dem wir schauen können und an dessen anderer Seite wir uns wiederfinden. Niedermayrs Photographien scheinen diese Transparenz nicht zu besitzen, weil sie unbesetzbare Räume zeigen, Räume, die wir lieber nicht aus unserem Gedächtnis abrufen wollen, die wir aber doch nicht auslöschen können.

In der Architektur lautete eine Kritik an der frühen Moderne, sie hätte den Menschen als Bewohner vergessen oder würde ihm zuviel Adaption in zu kurzer Zeit abverlangen. Der Bruch zwischen technisch Möglichem und menschlich Erträglichem würde immer zugunsten des Ersteren entschieden. Der Funktionsbau Spital zeigt diese Problematik besonders stark und transportiert sie auch über die frühe Moderne hinaus. Niedermayr trägt diesen Bruch in seine Photographien mit ähnlichen Mitteln hinein, die er zuvor für den Bruch zwischen Mensch und Natur entwickelt hat. Er instrumentalisiert dabei die speziellen Möglichkeiten des Mediums und simuliert keine Tafelbilder mit ihrer kunstgeschichtlichen und damit psychologischen Beladenheit. Das Format und der Kunstkontext wecken zwar noch den Eindruck, ein Fenster zur Seele zu sein, die Perspektive und die Isolation der Objekte in den Bildern schließen dieses Fenster aber gleichzeitig wieder, so dass wir nichts darin abladen können.

Wir können uns so unserer Verdrängungsmechanismen erst bewusst werden, da wir vor den Bildern und Räumen genauso isoliert und alleine stehen bleiben, wie dies die Objekte und Menschen(teile) in ihnen sind.

1.
In der Malerei wird der Gipfel einer triumphalistischen Attitüde üblicherweise mit der amerikanischen abstrakten Malerei und ihrem Haupttheoretiker Clement Greenberg verbunden und Minimal Art als ein Wendepunkt angesehen, wobei die Wende natürlich nur eine relative war und ist. Gerade jetzt gibt es wieder – vielleicht ausgelöst durch Entwicklungen in anderen Medien – eine Renaissance "realistischer" Malerei. Zu einer parallelen Entwicklung in der Architektur vgl. Sarah Williams Goldhagen & Réjean Legault (Hgs.): Anxious Modernisms. Cambridge, MIT Press 2000.

2.
Passend dazu ist der Ausstellungstitel des Biennalekurators Harald Szeemann, der seinen diesjährigen Beitrag "Platforms of Humanity" nennt.

3.
Theodor Reik: Der überraschte Psychologe. Leiden 1935. Zitiert nach Walter Benjamin: Das Passagen-Werk. Frankfurt am Main, Suhrkamp 1982.

4.
Reik 1935: 132.

5.
Benjamin 1982: 491.

6.
Etwa in Anthony Vidler: The Architectural Uncanny: Essays in the Modern Unhomely. Cambridge, MIT Press 1992, oder Georges Teyssot: 'Tresholds and Folds: Issues of Interiority.' In UmBau 17, 8–32, Wien 2000.

7.
August Schmarsow: Das Wesen der architektonischen Schöpfung. Leipzig, Karl W. Hiersemann 1894.

The Sleight of Hand of Repression

Martin Prinzhorn

More and more in recent times photography has taken the place of the traditional panel painting. The representational content – as in early modernism in painting – is altered – here, however, by photographic or digital means – in such a way as to ever so slightly disrupt the rendering of three-dimensionality, colorfulness, or image resolution. What is significant here is that photography is permitted to function as a symbol of the triumphant, something that painting, during the course of modernism, was forced to renounce.[1] Whereas modernist painting has always been regarded as a historically future-oriented, evolutionary process, contemporary photography is also allowed alignment with the past, that is to say it can go back and start from the same point where painting in the nineteenth century began. From a historical point of view the new media always enjoy a kind of bizarre assumption of innocence until proven guilty, and in this way they provide the opportunity for reconsidering old art issues. Photography, video, and performance address questions concerning the human body, portraits, psychologized space, often in ways that seek to refer almost existentially to human essence.[2] As for the rest of this discussion, what I would like to ponder is the function of this return of a representationalism that in the western art context was thought to have been superseded, whereby to me it seems too simplistic to merely point to neo-conservative motives. Instead I prefer to focus the discussion on the area of repression and remembrance, since I believe these may also hold a key to Walter Niedermayr's work.

In his Passagen-Werk (Arcades Project) Walter Benjamin examined at great length the relation between history and remembrance. In the section "The dream city, dreams of the future, anthropological Nihilism" he asserts a distinction made by Theodor Reik between remembrance (Erinnerung) and memory (Gedächtnis) that can be used to analyze repression and processing.[3] According to Reik the *Gedächtnis* serves to protect memories, while the *Erinnerung* is aimed at destroying them. 'Memory is essentially preservative; remembrance is destructive."[4] It is upon this that Benjamin builds his dialectics of transition, which can be defined as a passage out of disruption and continuity, out of the moment of standstill and the motion of development, and which is illustrated most clearly in the image of awakening. "There exists a not-yet-conscious knowledge of the past, the coming to light of which parallels the structure of awakening... The new dialectical method of historicism presents itself as the art of experiencing the present as a waking world to which in reality the dream we call the past makes reference. To experience the past in the dream remembrance! – Thus: remembrance and awakening are very closely related. Namely, awakening is the dialectical, Copernican turn of reflection."[5] This dialectics can't be defined simply as a change of state, but it establishes its own spaces or zones (spatial time – dream time), Benjamin distinguishes clearly between the thresholds and transitions and the borders. This theoretical framework is primarily – in accordance with Benjamin's intentions – instrumentalized in architecture theory.[6] Without this model a definition of modern space would seem difficult if not impossible. This model, however, can perhaps provide an even more general contribution to artistic representation. In representing the passage itself, in penetrating the space that represents disruption and continuity at the same time, in capturing the repressed as the not yet conscious at the moment of awakening. Fundamentally, this would be an altogether different strategy than the simple crossing of borders, not the winning of new territory for art by entering and conquering new spaces, but by laying bare the space of remembrance. Representation as such, then, no longer pretends to signify a reality as something uniform, it isn't a projection surface. The disparity of the aspects of memory and remembrance produces in its simultaneity a tension, facts are laid bare rather than projections manifested through simple depiction. When one first beholds Walter Niedermayr's photographic works the effect is to some degree similar to opening one's eyes in the morning: the image is not immediately present, gradually it comes together before our eyes, though without really reaching an end point. It oscillates between fragmentary patterns and a whole. "Momentary Resorts" was the name Niedermayr gave a series of mountain photographs, the apparent contradiction in the title can surely be understood as a version of the above-mentioned dialectics. Not permanent time that is permanent space, or better, transient time that is attached solidly to a place. The underexposure of the photographs reproduces quite directly the experience of awakening, the moment when our eyes, still slumbering in darkness, are suddenly exposed to light again, and are not yet able to make sense of the contours. Another effect of underexposure is that of a crude filter: since one cannot perceive transitions, there is initially no impression of objects but of outlines and patterns. The images never become solid impressions; although they exist outside our mental eye, they seem to be much more related to the transience and pliancy of mental images. Especially in the snow landscapes we sense in the brightness something that seems to burn, that wants to take root in us, but which a moment later is gone. The flow between image and indistinct pattern can also be found in the content of the works. Niedermayr's motifs are never Nature alone, there is always human intervention: buildings, ski lift towers, or people themselves. In the images these motifs never give the impression of being part of the picture as a whole, they somehow hover over the landscape, aren't anchored to it. There are always two images that in the end refuse to merge in union.

The project published here seems at first to be completely different from the mountain photographs. Interior spaces of hospitals seen from canonical perspectives, the point of view not directed at any particular procedures or people but almost machine-like at the spaces. In this way the spaces take on the character of assembly halls, it's as if people only appear in the frames by coincidence. The cool colors radiate a sort of uncanniness, similar to the impression one gets from modernist spaces on second glance. As with the mountain photographs underexposure fragments and simplifies the entire image. People, chairs, or stuffed animals are in this way emphasized as isolated objects and are in their loneliness lent an aspect of infinite sadness. At the most there are parts of human bodies that project into the frame and somehow one can't really reconstruct the rest. There is nothing shocking about the dead that appear in some of the images because in this synthetic context one does not connect them with stories or an antecedent life. Anxiety seems to come from everywhere, refusing to be tied to specific contents. In art, landscapes and spaces always have a projection function, they convey longing and are in this way the places of repression. All spatial fantasy and imagination, which theoreticians from Schmarsow to Benjamin see as such a significant point in interior decoration, seems here to have withered.[7] There are no longer projection surfaces, only an artificiality devoid of soul, a laboratory that seems to operate on its own. The few objects intended to convey a sense of humanness have the exact opposite effect, they make the emptiness even more visible. The alienation of the spaces has none of early modernism's triumphant air about it, the coldness comes from a pure utilitarianism. In this uncanny silence maintenance work is carried out on people who have become machines. In an area of unimaginative architecture all that is left is function. Niedermayr presents most of his works as series, thus distancing himself quite consciously from the kind of photography that seeks to simulate the panel painting. No secret is made here about technical reproducibility, the medium itself takes on something machine-like, menacing. The photographs hold the knowledge that they are not a simple reality we can fill with our fantasies. Art history is always stressing the metaphor of the image as the "window to the world" through which we may gaze and rediscover ourselves on the other side. Niedermayr's photographs seem not to possess this transparency because they show spaces that cannot be occupied, spaces we prefer not to recall from the depths of our memories, spaces that we nevertheless can't erase.

In architecture one of the criticisms of early modernism was that it forgot people as its occupants or that it demanded too much adaptation from a person in too short a time. That when it came to what was technically possible vs. what was humanly tolerable the outcome was always decided in favor of the former. The hospital as a functional building is a particularly powerful demonstration of this problem and it transports it beyond the context of early modernism. Niedermayr brings this discrepancy into his photographs using means similar to those he developed for the discrepancy between man and nature. He instrumentalizes possibilities specific to this medium and doesn't simulate panel paintings encumbered by art historical baggage and its attendant psychological influences. And though the format and the art context still convey the sense of a window to the soul, the perspective and the isolation of the objects shut this window at the same moment, so that we cannot unburden ourselves there. Thus for the first time we become aware of our repression mechanisms because standing motionless in front of these images and spaces we are isolated and solitary, just like the objects and (parts of) people contained within.

MARTIN PRINZHORN works as a linguist at the University of Vienna, has written widely on art, and teaches at the Academy of Fine Art in Vienna and at the Art Center College of Design in Pasadena.

1.
In painting the height of a triumphalist attitude is generally associated with American abstract painting and its principal theoretician Clement Greenberg with Minimal Art seen as the turning point, whereby this turning point was and is of course only a relative one. We are currently experiencing – perhaps triggered by developments in other media – a renaissance of "realistic" painting. For parallel development in architecture cf. Sarah Williams Goldhagen & Réjean Legault (eds.): Anxious Modernisms. Cambridge: MIT Press, 2000.

2.
The title of Biennale curator Harald Szeemann's contribution to this year's exhibition exemplifies this, "Platforms of Humanity."

3.
Theodor Reik: Der überraschte Psychologe. Leiden: 1935 cited according to Walter Benjamin: Das Passagen-Werk. Frankfurt am Main: Suhrkamp 1982.

4.
Reik 1935: 132.

5.
Benjamin 1982: 491.

6.
See for instance Anthony Vidler: The Architectural Uncanny: Essays in the Modern Unhomely. Cambridge: MIT Press 1992 or Georges Teyssot: 'Thresholds and Folds: Issues of Interiority.' In UmBau 17, 8-32, Vienna 2000.

7.
August Schmarsow: Das Wesen der architektonischen Schöpfung. Leipzig: Karl W. Hiersemann 1894.

Solo exhibitions *(selection)*

2001
Galerie Nordenhake, Berlin (G)
Angles Gallery, Santa Monica (USA)
Galerie Meyer Kainer, Vienna (A)

2000
Centre pour l'image contemporaine, Geneva (CH)
Koyanagi Gallery, Tokyo (J)
Rhona Hoffmann Gallery, Chicago (USA)
Museum Rupertinum, Salzburg (A)

1999
Gallery Robert Miller, New York (USA)
ARGE Kunst Galerie Museum, Bolzano (I)
Musée d'Annecy (F)
Fundación BBK, Bilbao (E)

1998
Gallery White Cube, London (GB)
Galerie Anne de Villepoix, Paris (F)

Group exhibitions *(selection)*

2001
Conversation/s, Frac Provence Alpes Côte d'Azur (F)
Sense of Space, stichting fotografie noorderlicht, Groningen (NL)
Unlimited, Basel (CH)

2000
Anti Memory, Yokohama Museum of Art, Tokyo (J)
Luoghi come paesaggi, Galleria degli Uffizi, Florence (I)
Missing Links V, Praterinsel Munich (G)
Mapping Territory Connexions, Galerie Anne de Villepoix, Paris (F)
Desert & Transit, Museum der bildenden Künste Leipzig (G)
and Kunsthalle zu Kiel (G)
Places which I never visited, Museum of Contemporary Art, Zagreb (YU)

1999
Unschärferelation, Kunstverein Freiburg (G)
Immaginando tutto, Art Gallery Maribor (SLO)
Insight out, Kunstraum Innsbruck (A), Kunstverein Baselland (CH)
Tomorrow for ever, Kunsthalle Krems (A), Museum Küppersmühle Bonn (G)
Das Versprechen der Fotografie – Sammlung der DG Bank, Hara Museum of Contemporary Art Tokyo (J), Kestner Gesellschaft Hannover (G), Centre National de la Photographie Paris (F), Akademie der Künste Berlin (G), Schirn Kunsthalle Frankfurt (G), Museum Oldenburg (G)

Bibliography *(selection)*

Monographies:

1998 Reservate des Augenblicks, catalogue, AR/GE Kunst Galerie Museum Bolzano

1997 Alpenblick, catalogue, Kunsthalle Vienna

1996 Eikon - Sonderdruck series, Vienna

1994 Hotel Café Kusseth, catalogue, Südtirol Profil Bolzano

1993 Die bleichen Berge, catalogue, AR/GE Kunst Galerie Museum Bolzano

Articles in other publications:

2000 Antimemory, catalogue, Yokohama Museum Tokyo

2000 Desert & Transit, catalogue, Kunsthalle zu Kie

1999 Places which I never visited, catalogue, Museum of Contemporary Art, Zagreb

1999 Unschärferelation. Photographie als Dimension in der Malerei, catalogue, Kunstverein im Marienbad, Freiburg

1998 Artpress 232, 2/98, Paris

1998 Remixed. Niedermayr-Pauhof-Hauser, AR/GE Kunst Bolzano

1997 Spuren im alpinen Raum, Die Dolomiten in der bildenden Kunst der Gegenwart am Beispiel von Richard Long und Walter Niedermayr, master's thesis, Mozarteum Salzburg

1997 Venezia Marghera, Photography and Transformations in the Contemporary City, catalogue, Venice Biennial

1996 Walter Niedermayr, Entre tradition et disparition, Eikon, 16/17, Vienna

1995 European Photography Award 1995, European Photography, Göttingen

1995 Phantasma und Phantome, catalogue, Offenes Kulturhaus Linz

Imprint

Die Reihe EIKON Sonderdruck erscheint in unregelmäßiger Folge. KünstlerInnen, die in EIKON – Internationale Zeitschrift für Photographie und Medienkunst präsentiert werden, erhalten hier ein Forum, um ihre Arbeiten umfangreicher in Text und Bild zu zeigen.

The EIKON Sonderdruck series is published on an irregular basis. It is intended to give artists who have been featured in the regular issues of EIKON – Internationale Zeitschrift für Photographie und Medienkunst a forum to show their works more comprehensively in text and image.

Herausgeber / Publisher: Carl Aigner, Andrea Domesle /
Österreichisches Institut für Photographie und Medienkunst (ÖIP)
Redaktion / Editing: Andrea Domesle
Assistenz / Assistants: Herbert Schnepf, Martina Smutny
Lektorat / Copy editor: Martina Smutny
Übersetzung / Translation: Kimi Lum
Graphic Design: veigl wagenhuber, Wien
Reprographie / Scanning: Manfred Kostal
Druck / Printer: Remaprint, Wien

Bestellungen / Orders:
EIKON, Gumpendorfer Strasse 118 a/19, A-1060 Wien
Tel.: (+43-1) 597 70 88, Fax: (+43-1) 597 70 87
E-Mail: office@eikon.or.at

ISBN 3 – 9501157 – 9 – X
€ 16,- / DM 32,- / ATS 225,- zuzüglich Versandkosten / plus postage and handling